Richard Wagner

# ISCADOR® – Von der Erfahrungsheilkunde zur rationalen Therapie

ISCADOR® und mehr VIII

Richard Wagner

# ISCADOR® – Von der Erfahrungsheilkunde zur rationalen Therapie

## Ein Leitfaden zur Misteltherapie aus praktischer Erfahrung

MAYER

In Verehrung für
Dr. Friedwart Husemann
München-Gräfelfing
Vorbild im Denken, in der therapeutischen Klarheit und der Empathie für seine Patienten.

Stuttgart, im Januar 2009 *Dr. med. Richard Wagner*

Bibliographische Information der Deutschen Bibliothek.
Die Deutsche Bibliothek verzeichnet diese Publikation in der Deutschen Nationalbibliografie; detaillierte bibliografische Daten sind im Internet über http://dnb.de abrufbar.

ISBN 978-3-86783-008-9

Stuttgart · Berlin
Umschlag: Laurenz Theinert, Stuttgart,
unter Verwendung einer Dia-Vorlage von Arndt Büssing
Satz: de·te·pe, Aalen
Druck und Bindung: Friedrich Pustet, Regensburg

# Inhalt

## II. Klinischer Leitfaden – Teil A

*Tumorformel, onkologische Basistherapie, Immunstatus und die Ganzheit des Patienten als Basis einer rationalen Misteltherapie*



## III. Klinischer Leitfaden – Teil B

*Praktische Beispiele für die Vorgehensweise der qualifizierten Misteltherapie*

# 1. Allgemeines Vorwort zur Reihe »ISCADOR® und mehr«

Mit diesem Buch »ISCADOR® – Von der Erfahrungsheilkunde zur rationalen Therapie« wird im Verlag Johannes M. Mayer, Stuttgart, die Reihe: »ISCADOR® und mehr« fortgeführt.

Herrn Johannes Mayer sei an dieser Stelle herzlich Dank gesagt, dass er diese Reihe in sein Verlagsprogramm aufgenommen hat.

ISCADOR® ist der Hauptvertreter der verschiedenen Mistelpräparate. Rudolf Steiner (1861–1925), der Begründer der Anthroposophie, hat um 1920 vor Ärzten ausführlich dargelegt, warum und wie die Mistel als Krebsheilmittel wirken kann. Dies zu einer Zeit, in der die Krebsmedizin nur aus der noch relativ groben Diagnostik und der nachfolgenden Operation bestand, einer Zeit, in der sich die Bestrahlungstherapie in ihren Anfängen gerade erst entwickelte und es weder eine hormonelle noch antihormonelle Therapie noch eine medikamentöse Krebstherapie gab, also auch keine Chemotherapie.

Die anthroposophische Krebstherapie und die Misteltherapie gehen auf die anthroposophisch erweiterte Medizin zurück. Rudolf Steiner hat darauf bestanden, dass sie nur von einem schulmedizinisch ausgebildeten und naturwissenschaftlich geschulten Arzt durchgeführt werden sollte. Das naturwissenschaftliche Fundament mit allen Kenntnissen der jeweiligen Zeit ist also die Voraussetzung dafür. Dieser Punkt ist heute umso wichtiger, da die neuen Therapieverfahren, die mit Misteltherapie ergänzt werden müssen, so kompliziert sind, dass es eines ärztlichen Studiums bedarf, um abzuschätzen, mit welchen Methoden in der jeweiligen Krankheitssituation dem einzelnen Patienten am besten geholfen werden kann.

Das naturwissenschaftliche Fundament mit den Kenntnissen der jeweiligen Zeit ist also unabdingbare Voraussetzung für diese Medizin. Hinzu kommt aus einem erweiterten Menschheitsverständnis das Wissen um den Zusammenhang von Leib, Seele und Geist. Nur eine Therapie, die diese Trias diagnostisch und therapeutisch mit beinhaltet, wurde von Steiner als Medizin der Zukunft angesehen. Die naturwissenschaftliche Medizin, die oft genug auf der Ebene des physischen Leibes stehen bleibt, hat zwar in den vergangenen Jahren und Jahrzehnten große Erfolge errungen, es ist ihr trotzdem nicht gelungen, die Haupterkrankungen unseres Jahrhunderts in einem ausreichenden Maße zu therapieren. Wie wir aus Studien wissen, sterben heute immer mehr Menschen an den Folgen der Gefäßerkrankungen, und in zehn Jahren wird das Karzinom die Todesursache Nummer eins sein. Wenn wir alle Krebsarten zusammenfassen, müssen wir davon ausgehen, dass wir nur von einer fünfzigprozentigen Heilung durch schulmedizinische Maßnahmen sprechen können. Es ist deshalb gerechtfertigt, weitere therapeutische Verfahren zu entwickeln, um bessere Therapieergebnisse zu erzielen.

Dass seelische und geistige Aspekte zur Entstehung von Krebserkrankungen beitragen, ist heute immer offensichtlicher. Untersuchungen zeigen, dass diese Aspekte in der Nachfolgetherapie von Krebskrankheiten zusätzliche therapeutische Maßnahmen erfordern. Es sei hier nur an die Erfolge der Visualisierungsübungen nach C. O. Simonton, das Selbstregulationstraining nach R. Grossarth-Maticek und andere Therapieverfahren der psychoonkologischen Medizin erinnert.

Das versagende Immunsystem, das aus vielfältigen Gründen es nicht mehr schafft, bösartige Zellen, die fortlaufend im menschlichen Organismus entstehen, zu entdecken und abzutöten, ist eine der Hauptursachen der zunehmenden Krebserkrankungen. ISCADOR® ist ein Medikament, das sowohl immunstimulierend als auch krebszellenhemmend wirkt, wie wir es im Nachfolgenden ausführen werden.

Allein ISCADOR® zu spritzen, ist nach unserer Erfahrung in den allermeisten Krebsfällen jedoch nicht ausreichend. Wir sind der Meinung, dass eine Kombination von Operation, Bestrahlung, Chemotherapie und hormonellen oder antihormonellen Medikamenten gewählt werden muss, um für den individuellen Patienten das beste Therapieergebnis bei bestmöglicher Lebensqualität zu erreichen. Eine »Schema-Therapie« ist abzulehnen und wird dem einzelnen Patienten nicht gerecht.

Die schulmedizinische Therapie muss mit einer qualifizierten Misteltherapie kombiniert werden, wie sie in diesem Buch ausgeführt wird. Sie kann ergänzt werden durch andere Medikamente aus der Vielfalt der anthroposophischen Heilmittel und der Phytotherapie sowie der mineralischen Heilmittel. Hinzukommen muss auch eine seelische Betreuung des Patienten im Sinne psychoonokologischer Verfahren. Auch die künstlerischen Therapien können zum einen dazu beitragen, gezielt therapeutisch zu wirken, und zum anderen die Harmonie der Trias Leib, Seele und Geist wiederherzustellen.

Die Kombination dieser verschiedenen Elemente würden wir als eine menschenwürdige onkologische Therapie bezeichnen. Dieser anthroposophisch erweiterten Onkologie sei die Reihe »ISCADOR® und mehr« gewidmet.

*Dr. med. Richard Wagner*

# 2. Anthroposophische Medizin[1] – eine Definition

Die anthroposophische Medizin ist die geisteswissenschaftliche Erweiterung der naturwissenschaftlichen Medizin. Sie stützt sich bei der Beurteilung von Gesundheit, Krankheit und Heilung auf die physischen Gesetzmäßigkeiten, die von den Naturwissenschaften erfasst werden, und berücksichtigt gleichwertig die Gesetzmäßigkeiten von Leben, Seele und Geist in ihren gegenseitigen Abhängigkeiten. Physischer Leib, Lebensorganisation, seelische Empfindungsorganisation und geistige Ich-Organisation sind gemäß der anthroposophischen Menschenkunde die vier Wesensglieder des Menschen.

*Wesensglieder des Menschen*

| | | |
|---|---|---|
| Physischer Leib | – | unbelebt, stofflich, »mineralisch« |
| Ätherleib (Bildekräfteleib) | – | Grundlage der Lebensorganisation, »pflanzlich« |
| Astralleib (Seele) | – | Grundlage der Empfindungsorganisation und des Gefühlslebens, »tierisch« |
| Ich-Organisation | – | Grundlage des individuell Geistigen, »menschlich« |

Den mit den Sinnen direkt wahrnehmbaren physischen Leib haben Mensch, Tier und Pflanze in Bezug auf Stoffe und Gesetze mit der leblosen mineralischen Welt gemeinsam.

1 »Anthroposophische Medizin«: Gesellschaft anthroposophischer Ärzte in Deutschland, Roggenstraße 82, 70794 Filderstadt.

Der wesentliche Schritt von der Anorganik des Mineralischen zur Organik aller lebenden Organismen ist das Ergebnis der Wirksamkeit der Lebensorganisation (Ätherleib), die eine Gestaltbildung durch Stoffwechsel, Wachstum, Regeneration und Fortpflanzung möglich werden lässt.

Die Empfindungsorganisation (Astralleib) als Träger von Trieben, Instinkten und gefühlshafter Innerlichkeit, die auch Eigenbewegung möglich werden lässt, haben Mensch und Tier gemeinsam.

Des Menschen Selbstbewusstsein und Selbstbeherrschung, die Möglichkeit, sich als Individuum zu begreifen, die der Welt erkennend und verantwortlich handelnd gegenübersteht, ist in seinem geistigen Wesenskern, dem Ich, begründet. Dieses ist die eigentlich menschliche, weil geistige, Dimension, aus der heraus der Mensch Kultur schafft und lernend seine Biografie durchläuft.

Diese Vierheit bewirkt eine differenzierte funktionelle Gliederung des Menschen und die Grundgesetzlichkeit seines Wesens. Der physische Leib ist durch die natürlichen Sinnesorgane wahrnehmbar, die drei anderen Wesensglieder nicht. Sie können zunächst nur mittelbar an ihren Wirkungen im Bereich der sinnlichen Phänomene erkannt werden. Das Zusammenwirken der Wesensglieder in der menschlichen Leiblichkeit ist eine morphologisch-funktionelle Dreiheit von

- Nerven-Sinnes-System mit seinem Zentrum in der Schädelhöhle, aber funktionell in den ganzen Körper hineinwirkend,
- rhythmischem System mit seinem funktionellen Zentrum in der Brusthöhle sowie dem
- Stoffwechsel-Gliedmaßen-System, das funktionell alle Stoffwechselvorgänge und willkürlichen Bewegungsabläufe zusammenfasst und sein Zentrum in den Stoffwechselorganen der Bauchhöhle und den Gliedmaßen hat.

Dieser leiblichen Dreigliederung entspricht eine seelische Dreigliederung des Menschen:

| | | |
|---|---|---|
| Nerven-Sinnes-System | – | Träger des Denkens |
| Rhythmisches System | – | Träger des Fühlens |
| Stoffwechsel-Gliedmaßen-System | – | Träger des Wollens |

Diese dreigliedrige Ordnung wirkt sich im gesamten Organismus in Organsystemen, Organen, Geweben und Zellen sowohl morphologisch als auch funktionell aus und erfährt in jedem Lebensalter eine entsprechende Modifikation. Zwischen den beiden gegensätzlichen Polen Nerven-Sinnes-System und Stoffwechsel-Gliedmaßen-System vermittelt das rhythmische System und schafft Gesundheit im Sinne einer labilen, stets neu zu schaffenden Gleichgewichtslage, die einem harmonischen Zusammenwirken der Wesensglieder entspricht. Die Entgleisungen aus der gesunden Mittellage ergeben die vielfältigen Krankheitserscheinungen.

Diese Auffassung einer leiblich-seelischen Funktionsordnung, welche den ganzen Menschen als beseelt erkennt, ermöglicht eine umfassende Sicht auf physiologische, pathologische und therapeutische Probleme. Das Therapieziel ergibt sich aus der Aufgabe, den notwendigen Ausgleich der ungleichgewichtigen Kräftesituation wiederherzustellen.

## Methoden

Die anthroposophische Medizin benutzt naturwissenschaftliche und geisteswissenschaftliche Methoden. Die anthroposophischen Ärzte sind der Ansicht, dass dafür neben einer konventionellen naturwissenschaftlichen Ausbildung eine auf Goethe zurückgehende goetheanistische Methodik zur Erfassung der Lebensprozesse und darüber hinaus eine meditative Fortbildung der Erkenntnisfähigkeit notwendig sind; diese hat

Rudolf Steiner als imaginative, inspirative und intuitive Erkenntnisschritte beschrieben. Seine geisteswissenschaftlichen Forschungsergebnisse werden als Ausgangspunkt für vielfältige heutige Studien und Forschungsaufgaben der anthroposophischen Medizin angesehen. Die Erfahrungen der Naturheilweisen, Physiotherapie, Phytotherapie, Homöopathie, Psychotherapie und künstlerischer Therapien finden gemäß dem anthroposophischen Menschenbild dabei eine rationale Begründung. Zum Krankheitsverständnis und zur Heilmittelfindung ist eine Forschung erforderlich, die sich auf die oben angegebenen Methoden stützt. Für die Überleitung von der Pathologie zur Therapie ist dabei stets die Frage zu klären, wie die Organisationssysteme und Wesensglieder bei einem kranken Menschen ineinander greifen und mit welchem Heilmittel aus den drei Naturreichen oder durch welche vom Menschen selbst ausgeübte Tätigkeit eine Heilung des Patienten erzielt werden kann. Die Kenntnis von der Wesensverwandtschaft des Menschen mit den Naturreichen einerseits und mit den von ihm selbst ausgeübten Tätigkeiten andererseits ist dafür die notwendige Grundlage.

Für das Krankheitsverständnis der anthroposophischen Medizin ist es wesentlich, dass die leiblichen Veränderungen als Ausdruck der Seele und des Geistes verstanden werden, die sich in ihren Wechselbeziehungen durch Krankheit ebenso offenbaren können wie in den gesunden Äußerungen des Lebens und der Seele. Die psychiatrischen Krankheiten werden in einer differenzierten Entsprechung der oben genannten Leib-Seele-Beziehung auch in ihrem leiblichen Zusammenhang gesehen und behandelt. Unter diesen Aspekten werden auch die therapeutischen Maßnahmen innerhalb der anthroposophischen Medizin getroffen.

Dabei sind besondere Heilverfahren entstanden, wie

a) Heilmittel nach speziellen pharmazeutischen Herstellungsverfahren, wie sie auch im Homöopathischen Arzneibuch (HAB) festgelegt sind, oder für die Metalltherapie die Aufschließung der Substanzen durch Pflanzen (vegetabilisierte Metalle) oder die Anwendung rhythmischer wie auch anderer Prozesse bei der Herstellung besonderer Heilpflanzenzubereitungen, deren bekanntestes Beispiel die Herstellung von Mistelpräparaten zur Therapie von Tumorerkrankungen ist.

b) Verfahren für die äußere Anwendung, wie z.B. Metallsalben, rhythmische Einreibungen und Massagen oder Öldispersionsbäder.

c) Heileurythmie als eine von Rudolf Steiner begründete Bewegungstherapie sowie die künstlerischen Therapien: Plastisch-therapeutisches Gestalten, Maltherapie, Musiktherapie und Sprachgestaltung als Therapie. Sie alle beziehen den Patienten zu einer aktiven, engagiert übenden Mitwirkung in seinen Gesundungsprozess mit ein.

d) Eine auf dem anthroposophischen Menschenbild und Krankheitsverständnis begründete Psychotherapie, die sich an der geisteswissenschaftlichen Biografik und an der sich aus dem Leib zum Geistigen hin bewegenden seelischen Entwicklung orientiert.

Krankheitsverständnis und Heilmittelerkenntnis nach der anthroposophisch-medizinischen Methode sind in den Grundzügen dargestellt in dem Buch, das Rudolf Steiner in Zusammenarbeit mit der Ärztin Ita Wegman geschrieben hat: »Grundlegendes für eine Erweiterung der Heilkunst nach geisteswissenschaftlichen Erkenntnissen« (1925, 6. Auflage, Dornach 1984).

Aus dem vorher Gesagten geht hervor, dass es sich bei der anthroposophisch erweiterten Medizin nicht nur um die Misteltherapie handeln kann, sondern dass aus dem erweiterten

Menschenbild und Menschenverständnis auch andere Therapieformen, wie z. B. die künstlerische Therapie, hinzukommen müssen, damit von einer anthroposophisch erweiterten Tumortherapie gesprochen werden kann.

Nur durch die Behandlung des ganzen Menschen als Einheit von Leib, Seele und Geist kann eine Gesundung auch bei einem tumorkranken Patienten erfolgen.

# 3. Vorwort zu »ISCADOR® – Von der Erfahrungsheilkunde zur rationalen Therapie«

Seit langen Jahren beschäftigt mich der Gedanke, einen Leitfaden zur Misteltherapie zu verfassen, der darlegen soll, welche Auswirkung das Tumorstadium, der Lymphknotenbefall, eine eventuelle Fernmetastasierung, der Hormonrezeptorstatus und das Tumorgrading auf eine qualifizierte Misteltherapie hat.

Nach meiner Ansicht und nach meiner Erfahrung mit über 30jähriger Anwendung der Misteltherapie werden Mistelpräparate heute relativ häufig kritiklos verordnet, das heißt, ohne ein Monitoring für eine bestimmte Zeit durchzuführen und ohne dass man sich Gedanken darüber macht, welchen Sinn eine solche Therapie hat, wie lange sie erfolgen muss und mit welchem der verschiedenen Mistelpräparate sie vorzugsweise durchgeführt werden sollte.

Durch die vielfältigen Forschungen der letzten Jahrzehnte gehört die Mistel heute zu den am besten dokumentierten Heilpflanzen überhaupt. Über 1200 wissenschaftliche Arbeiten beschäftigen sich mit diesem Thema. Ohne diese klinischen Untersuchungen und Studien wären unsere Mistelpräparate heute auf Kassenrezept nicht mehr verordnungsfähig. Daraus leiten sich aber therapeutische Konsequenzen ab, die leider häufig nicht beachtet werden.

So ist es zum Beispiel ein wesentlicher Unterschied, ob ich einen Patienten in einem unkomplizierten, in einem aggressiven oder in einem metastasierenden Stadium behandele. Auch ist es wichtig zu wissen, welche onkologischen Zusatztherapien zur onkologischen Basistherapie (Chemotherapie, Bestrahlung, Hormontherapie, Antikörpertherapien) durchgeführt wurden oder noch durchgeführt werden. Diese verändern die Misteltherapie nämlich nachhaltig.

Als ich zu Beginn meiner Tätigkeit als junger Assistenzarzt einen erfahrenen anthroposophischen Arzt damals fragte: »Warum macht ihr als anthroposophische Ärzte eigentlich die Misteltherapie bei Tumorpatienten?«, erhielt ich zur Antwort: »Weil die Therapie dem Patienten guttut!«

Diese Aussage hatte mir schon damals nicht genügt. Es ist zwar sehr schön, wenn es dem Patienten gut geht und die Therapie ihm guttut, wichtig jedoch ist neben dieser Verbesserung der Lebensqualität die Verbesserung der Überlebenszeit und das führt zu der rationalen Überlegung, was wir heute mit der Misteltherapie erreichen können.

Die älteren anthroposophischen Ärzte, die kurz nach dem Zweiten Weltkrieg mit ihrer therapeutischen Arbeit fortfuhren oder neu anfingen, hatten noch eine ganz andere Situation vor sich. Bezüglich der Tumortherapie gab es allenfalls etablierte Methoden wie die Operation und beginnend die Strahlentherapie. Die Chemotherapie entwickelte sich sehr langsam und hat erst in den letzten 20 Jahren ihre Blüte erreicht. Die antihormonellen Therapien und die Antikörpertherapien waren damals noch gar nicht bekannt.

Im Bereich der komplementären Medizin gab es außer der Homöopathie und der anthroposophischen Medizin keine weiteren Methoden, während wir heute in den Praxen ja sehr viele Therapierichtungen vorfinden, von der tibetanischen Medizin über die Akupunktur bis zur rituellen Medizin und zu Geistheilern.

Deshalb war damals die Konzentration des Arztes auf den einzelnen Patienten erheblich stärker, zumal auch nicht eine Vielzahl von Kollegen und Therapeuten an der Therapie mitbeteiligt war. Die Empathie für den Patienten und die Zusammenarbeit mit ihm war auch schon deshalb viel intensiver, weil die Kassenstruktur dem Arzt damals noch die Zeit gab, die nötig ist, um einen Tumorpatienten zu behandeln. Wir haben heute eine Sprechzeit von neun Minuten pro Quartal für einen Patienten. Mit einer »Zwei-Minuten-Empathie« lässt sich aber in der Onkologie nicht sehr viel ausrichten.

Betriebswirtschaftlich gesehen muss man heute in einer Praxis leider immer rationaler denken. Psychoonkologische Gespräche sind da überhaupt nicht mehr möglich. Ein Aufschlag von zur Zeit 80 Cent für ein psychosomatisches Gespräch einmal im Quartal ist geradezu lächerlich und auch verletzend für den Arzt, da die therapeutische Arbeit als Hausärzte vonseiten der Politik offensichtlich nicht mehr geschätzt wird, wohl aber von unseren Patienten.

Wir haben als Ärzte in den letzten Jahren einen großen Fehler gemacht, indem wir die zunehmend schlechtere Versorgungsqualität unserer Patienten durch unsere eigene Empathie auffingen und versuchten, trotz Budgeteinschränkung, Zeiteinschränkung usw. ihnen immer noch eine gute Behandlung zukommen zu lassen.

Die Vergütungsstruktur war früher noch so, dass man als Arzt die Diagnostik und Therapie durchführen konnte, für die man in der Klinik ausgebildet war und die man in der Praxis weiterführen wollte. Heute ist das gar nicht mehr möglich, heute muss ein betriebswirtschaftliches Denken herrschen, denn auch eine Praxis stellt einen kleinen Betrieb dar, der Arbeitsplätze schafft und durch Miete, apparative Medizin und vieles mehr sehr kostenintensiv ist.

Unter diesen äußeren Bedingungen ist es sehr schwer, in einer Allgemeinpraxis heute noch eine suffiziente onkologische Therapie durchzuführen. Ich selbst versuche das seit 25 Jahren in einer Kassenpraxis und verneige mich vor einer Vielzahl von Kollegen, die in aller Stille ihre Arbeit für ihre Patienten tun und deren segensreiche Tätigkeit nur von diesen, offensichtlich aber nicht von der Politik und der Öffentlichkeit wahrgenommen wird.

Wie ein umfassendes Konzept für einen Tumorpatienten aussehen kann, wollen wir im nächsten Band dieser Reihe »Die Umsorge des Patienten – Ein onkologisches Konzept von der Vorsorge bis zur Nachsorge« darlegen. Wie man Monitoring der Misteltherapie durchführen kann, haben wir im letzten Buch dieser Reihe »Monitoring der Misteltherapie« dargelegt. Dazu und auf weitere Titel in unserer Reihe »ISCADOR® und mehr« sei auf das Literaturverzeichnis verwiesen.

Im vorliegenden Band soll einmal grundlegend dargestellt werden, welche Bedeutung die Mistel in ihrem Stellenwert zwischen der onkologischen Basistherapie und den komplementären Therapien hat und wie ihre Anwendung, bedingt durch diese Vor- oder Begleittherapien, modifiziert werden muss.

Stuttgart, im Januar 2009
*Dr. med. Richard Wagner*

# I. Allgemeiner Teil

## 1. Zur Geschichte der Misteltherapie

Die Mistel ist eine uralte Heilpflanze, die schon von den Römern als heilige Pflanze betrachtet wurde und seit dem Mittelalter auch therapeutisch genutzt wurde. Damals setzte man sie zur Behandlung von rätselhaft erscheinenden Erkrankungen ein, deren Ursprung und Ursache man sich nicht erklären konnte. So zum Beispiel zur Therapie der Epilepsie, des Schlagflusses, also auch des Schlaganfalles, zum Teil als Aufbaumedikament und zur »Blutreinigung«.

Übrig geblieben von dieser Form der Anwendung ist heute noch die Therapie des milden Hochdruckes durch orale Mistelmedikamente, die aber nur sehr marginal wirken. Auch werden weiterhin Teemischungen zur »Blutreinigung« angeboten, wobei in unserer Medizin der Begriff der Blutreinigung längst überholt ist, da wir wissen, dass Entgiftungsvorgänge über bestimmte Organe, wie zum Beispiel die Leber, die Niere und die Haut, erfolgen.

Um 1904 gab Rudolf Steiner, der Begründer der Anthroposophie, einem befreundeten Ärztekreis die ersten Hinweise auf die Mistel als Heilpflanze in der Onkologie. Zusammen mit seiner Mitarbeiterin, der Ärztin Ita Wegman entwickelte er dann ab 1917 ein Mistelinjektionspräparat, das ISCAR®, das letztlich zum ISCADOR® wurde.

Damals zeigten sich überraschende Erfolge mit diesem Medikament. Man muss aber bedenken, dass – wie wir es im Vorwort schon ausgeführt haben – zur damaligen Zeit die Operation die einzige onkologische Therapie darstellte. Allerdings gab es noch deutlich weniger Schadstoffe in der Luft und in der Nahrung und die Zeit war noch nicht vom Stress und der

Hektik unserer Tage geprägt, sodass solche Therapien mit Sicherheit einen deutlich besseren Erfolg aufweisen konnten.

Rudolf Steiner gab in therapeutischen Besprechungen mit Ita Wegman bis zu seinem Tod weitere Empfehlungen zur Krebskrankheit insgesamt, zur Mistel als Heilpflanze und zur ihrer therapeutischen Anwendung.

Heute hat sich die Misteltherapie in der Medizin etabliert. Wir schätzen, dass jährlich über 200.000 Patienten mit diesen Präparaten behandelt werden. Zahlreiche praktische und klinische Erfahrungen einschließlich klinischer Studien, belegen ihren Stellenwert.

Nachdem die großen Erfolge der schulmedizinischen Basistherapie (Operation, Chemotherapie, Bestrahlung, Hormontherapie und Antikörpertherapie) seit 20 Jahren zumindest bei metastasierenden Karzinomen sistieren, also keine weitere Verlängerung der Überlebenszeit aufweisen, sollte der Stellenwert einer solchen Zusatztherapie noch einmal ganz neu betrachtet werden.

Offensichtlich kann man mit einer rein schulmedizinischen Therapie nur 50 Prozent der Patienten ausreichend therapieren, die anderen 50 Prozent müssen an der Krebskrankheit sterben.

Dies allein bedingt schon, dass man als onkologisch tätiger Arzt die Aufgabe hat, bei den 50 Prozent der Patienten, die wir an dieser Krankheit durch rein schulmedizinische Therapien verlieren würden, zu vermindern, und nach weiteren sinnvollen Therapien zu suchen, die die onkologische Basistherapie ergänzen, begleiten, zum Teil sogar ersetzen können.

## 2. Die verschiedenen Mistelpräparate

Da die Angaben Rudolf Steiners bezüglich der zu fordernden Mistelinhaltsstoffe, der Mistelherstellung und der Mistelverarbeitung noch relativ ungenau waren, bemühen sich seit den letzten Jahrzehnten verschiedene Arbeitsgruppen darum, die vorhandenen Mistelpräparate weiter zu entwickeln.

Im Bewusstsein ist dabei stets die Aussage Rudolf Steiners, die Mistel solle einmal das Messer des Chirurgen ersetzen. Diese Worte mussten lange Jahre sehr rätselhaft erscheinen. Es wurden verschiedene Deutungen versucht, die aber allesamt nicht überzeugend waren. Man hat sogar darüber nachgedacht, ob die Mistel prophylaktisch gegeben werden sollte, sodass das Messer des Chirurgen erst gar nicht notwendig würde.

Meiner persönlichen Meinung nach sollte die Mistel durchaus so wirken, dass nach der Primäroperation das Messer des Chirurgen ausgedient hat und Rezidive oder eine Metastasierung nicht auftreten.

Nachdem ISCADOR® über Jahrzehnte das alleinige Mistelpräparat geblieben war, haben die verschiedenen Arbeitsgruppen neue Medikamente auf den Markt gebracht. Es entwickelten sich die anthroposophischen Präparate Helixor®, Abnoba®, Iscucin® und Isorel®.

Nachdem interessante Studien gezeigt hatten, dass die Lektine als Inhaltsstoffe der Mistel eine wichtige Rolle spielen, kamen als neue Präparate Eurixor® und Lektinol® hinzu, die sich – wie wir meinen – wohl zu schnell auf das Mistellektin I als den wirksamen Bestandteil der Pflanze fokussiert haben. Als Phytotherapeutikum folgte in den letzten Jahren noch das Cefalektin®.

Die sogenannten anthroposophischen Mistelpräparate (ISCADOR®, Helixor®, AbnobaViscum®, Iscucin® und Isorel®) unterliegen einem spezifischen Herstellungsprozess, der von Rudolf Steiner angeregt wurde. Diese Verarbeitung wird im Weiteren genauer beschrieben werden.

Die drei anderen Präparate (Eurixor®, Lectinol®, Cefalektin®) machen diesen Verarbeitungsprozess nicht durch.

60 verschiedene Bäume und Gehölze können die Mistel als Wirtsbaum tragen, von der Eiche über den Apfelbaum und der

Kiefer bis hin zu der Rose. Elf werden heute für die Anwendung unserer Präparate genutzt, eine Forschungsaufgabe der Zukunft wird es also sein, weitere Inhaltsstoffe in den anderen Wirtspflanzen zu identifizieren und eventuell zur therapeutischen Anwendung zu bringen.

Eine weitere Strategie muss sein, die Verarbeitung und Herstellung unserer jetzt schon vorhandenen Präparate zu optimieren. Als wichtigster Punkt erscheint mir jedoch, die *Anwendung* der Misteltherapie so zu strukturieren, dass die im Präparat enthaltenen Wirkstoffe ihre optimalen Wirkungen und Stärken entfalten können und so dem Patienten die gesamte therapeutische Bandbreite zur Verfügung steht.

## 3. Die Stellung von ISCADOR® in der Gesamtheit der Mistelpräparate

Bedingt durch die Geschichte als erstes und zunächst alleiniges Mistelpräparat ist ISCADOR® heute der Marktführer unter allen Mistelpräparaten. Diese Marktführerschaft lässt sich aber nur durch die Qualität des Präparates begründen und beibehalten, da die Ärzte bei ausbleibender Wirkung andere Präparate verordnen würden.

Auch wenn wir bestimmte Testverfahren betrachten, wie zum Beispiel den Misteldifferenzierungstest, sehen wir, dass eine große Anzahl von Patienten – aber nicht alle –, am besten auf die ISCADOR®-Präparate reagieren.

ISCADOR® durchläuft als einziges Mistelpräparat eine besondere Art der Herstellung, die sogenannte Fermentation. Dieses Verfahren wird angewandt, um die Inhaltsstoffe der Mistelpflanze optimal aufzuschließen, sodass die Inhaltsstoffe im Präparat in einem ausgewogenen Verhältnis vorliegen.

Zu ISCADOR® liegen auch die meisten klinischen Studien und Anwendungsbeobachtungen vor und auch bezüglich der

Therapiesicherheit gibt es für ISCADOR® eine Vielzahl an Untersuchungen. Sie alle belegen die Wirksamkeit und Unbedenklichkeit von ISCADOR®.

Die ISCADOR®-Präparate gibt es sowohl als Serien- als auch als Sortenpackungen. Bei den Sortenpackungen kommt dem ISCADOR® spezial, welches es als ISCADOR® M5 mg spezial und ISCADOR® Qu mg spezial gibt, die größte Bedeutung zu. Sie enthalten als wirksamen Bestandteil einen Mistelgesamtextrakt der Eichen- und Apfelmistel mit definiertem gleichbleibenden Lektingehalt. Für die ISCADOR® spezial-Präparate werden besonders lektinreiche Extrakte so gemischt, dass eine konstant hohe Menge an Lektinen im jeweiligen Präparat enthalten ist. Die beiden ISCADOR® spezial-Präparate gehören zu den lektinstärksten Präparaten, die wir bei den Mistelpräparaten überhaupt haben.

Es hat sich durch Untersuchungen allerdings bestätigt, dass offensichtlich die Gesamtmenge der in der Mistel vorhandenen vielfältigen Inhaltsstoffe zu der entsprechenden Wirkung führt. Insbesondere die verschiedenen Lektine scheinen sich gegenseitig zu bedingen, Untergruppen dieser Lektine, die sogenannten Iso-Lektine, bilden Interaktionen und Strukturen untereinander, sodass die *Ganzheit* erheblich wichtiger ist als nur ein Teil an Inhaltsstoffen.

Auch die praktischen Erfahrungen aus einer onkologischen Allgemeinpraxis zeigen, dass die ISCADOR® spezial-Präparate durch ihren hohen Lektinanteil und das ausgewogene Verhältnis der anderen darin vorhandenen Inhaltsstoffe des Gesamtextraktes sehr stark wirken.

## 4. Misteltherapie: sinnvoll, unheilvoll oder unverzichtbar?

Es wird immer wieder die Frage gestellt, welchen Sinn eine Misteltherapie überhaupt hat und ob damit nicht Gelder verschleudert würden, die bei anderen onkologischen Therapien dann fehlen und dort erheblich sinnvoller eingesetzt werden könnten.

Dazu muss man nach langjähriger Erfahrung in Klinik und Praxis ausführen, dass der *Sinn* der Misteltherapie darin besteht, das schon *vorher* gestörte Immunsystem des Patienten, das den Tumor als solches ja nicht entdecken konnte, zu stärken. Wir wissen heute aus vielfältigen immunologischen Untersuchungen, dass, bedingt durch eine Vielzahl von Reparaturvorgängen im Organismus, tagtäglich Tumorzellen in uns entstehen. Ein funktionierendes Immunsystem erkennt diese entarteten Zellen und entfernt sie. Wenn dieses System so regelrecht funktioniert, kommt es nicht zu einer Krebskrankheit.

Durch verschiedene Einflüsse, die genetisch bedingt sein können, durch Stress oder ähnliche Belastungen, durch psychoneuroimmunologische Faktoren oder durch Giftstoffe in der Nahrung kann das geschwächte Immunsystem beim Krebspatienten diese Zellen weder erkennen noch angreifen. Diese Schwäche bleibt bestehen, auch nach Chemotherapie, Bestrahlung, Hormontherapie oder Antikörpertherapie, und hat sich dadurch eher verschlechtert, in jedem Falle aber nicht verbessert. Sind Tumorzellen noch im Organismus zurückgeblieben, können sie weiter wachsen, wenn sie die onkologische Basistherapie überlebt haben, und können nicht beseitigt und angegriffen werden.

Ein wieder stabileres Immunsystem ist im Gegensatz dazu in der Lage, die verbliebenen oder neu entstandenen Zellen zu erkennen, abzubauen und zu töten, wodurch die Prognose des Patienten erheblich verbessert wird.

Ein weiterer Sinn ergibt sich aus der neueren Forschung. Es ist heute bekannt, dass aus Stammzellen, die pluripotent sind, alle Formen von anderen Zellen entstehen können. Nun hat die Forschung auch Krebsstammzellen entdeckt, die irgendwann beginnen, Tumorzellen zu bilden, um dann aber sofort wieder in den Ruhezustand zurückzukehren. In diesem Ruhezustand sind sie weder durch Chemotherapie noch durch Bestrahlung, Hormontherapie oder Antikörpertherapie, aber auch nicht durch die Misteltherapie angreifbar, da sie über keine Stoffwechselfunktionen verfügen. Natürlich versucht die Medizin heute, Therapiestrategien zu entwickeln, die auch diese Stammzellen angreifen. Das ist aber leider noch Zukunftsmusik.

Irgendwann können diese Krebsstammzellen anfangen, wieder Krebszellen zu bilden, wir haben dann eine Metastasierung oder ein Rezidiv vorliegen. Ist zwischenzeitlich das Immunsystem aber »repariert« worden, hat der Patient eine Chance, dass sein jetzt funktionierendes Immunsystem diese Tumorzellen erkennt und abbaut.

*Unheilvoll* wäre die Misteltherapie dann, wenn sie zu einer Progression von Tumorzellen und damit zu einer Verstärkung der Metastasierung oder Rezidivgefahr führen würde. Es gibt nun eine Vielzahl von Untersuchungen, die wir im Nachfolgenden darlegen werden, die die Therapiesicherheit beschreiben. Keine klinische Studie noch entsprechende Erfahrungen, einschließlich meiner eigenen jahrzehntelangen Erfahrung, weisen eine Verstärkung der Tumorzellbildung oder gar Verstärkung der Metastasierung unter einer Misteltherapie nach.

Im Gegenteil dazu ist für mich die Misteltherapie *unverzichtbar* geworden, da sie die Prognose meiner Krebspatienten deutlich verbessert. Ich habe sogar die Empfindung, dass die gängige schulmedizinische Therapie als onkologische Basistherapie zunächst einmal einen Angriff auf die Ganzheit der Patienten darstellt, das heißt auf Leib, Seele und Geist. Sie produziert ja erhebliche Nebenwirkungen bis hin zu Verstümmelungen im physischen Leib, hat massive Beschwerden im Bereich des Seelischen und Geistigen zur Folge, von der reaktiven Depression bis zur Lähmung in seelisch-geistigen Prozessen. Diese Nebenwirkungen müssen zum Teil zunächst in Kauf genommen werden, um das Überleben des Patienten zu sichern. Eine gleichzeitig zur onkologischen Basistherapie qualifiziert durchgeführte Misteltherapie ist aber in der Lage, diese Nebenwirkungen zu minimalisieren. Die Vielfalt der Inhaltsstoffe der Mistel entspricht auch einer therapeutischen Vielfalt. Die Wirkungen der Inhaltsstoffe auf die Ganzheit des Patienten, auf Leib, Seele und Geist, sind nachgewiesen und dokumentiert und werden im Folgenden beschrieben. Daraus ergibt sich, dass die Misteltherapie sowohl für die Prognose des Überlebens als auch zur Minimalisierung der Nebenwirkungen der onkologischen Basistherapie und zur Wiederherstellung der vollständigen Gesundheit eingesetzt werden kann.

Zusammengefasst kann also gesagt werden: Die Misteltherapie ist sinnvoll, ist sicher in der Anwendung und hat kein schädigendes Potential sie kann nicht schaden, und sie ist heute in der onkologischen Therapie unverzichtbar.

## 5. Inhaltsstoffe

Bisher konnten über 1000 Inhaltsstoffe aus der Mistelpflanze analysiert werden. Wichtig sind folgende Punkte:

1. Die Mistel ist die DNA-reichste Blütenpflanze überhaupt.
2. Die Mistel enthält über 600 verschiedene Eiweißstoffe, wobei das Proteinmuster vom Wirtsbaum und vom Geschlecht der Mistel abhängig ist, der Wirtsbaum bestimmt also sehr entscheidend über die Zusammensetzung der Inhaltsstoffe.

3. Im Gesamtextrakt sind drei verschiedene Gruppen an Mistellektinen (ML I, ML II und ML III) vorhanden, wobei diese Hauptlektine mehr als 20 unterschiedliche Einzelkomponenten (Isolektine) enthalten.
4. Weitere wichtige Inhaltsstoffe sind die Viscotoxine, die in größerer Anzahl mit verschiedenen Untergruppen, wahrscheinlich in mehr als sechs Varianten, enthalten sind.
5. Der Gesamtextrakt enthält eine Vielzahl verschiedener Enzyme.
6. Wir finden einen hohen Gehalt an schwefelhaltigen Verbindungen, hauptsächlich Thiole.
7. Über zehn verschiedene Fettarten (Lipide), darunter Triglyceride, Wachse und Membranlipide sind gemessen worden.
8. Vier verschiedene Phytosterole konnten identifiziert werden.
9. Über 20 verschiedene Flavonoide sind bislang entdeckt worden.
10. Man unterscheidet bis zu 15 Phenylpropane.
11. Die Mistel enthält zahlreiche Mineralien, zum Beispiel Kalium und auch Phosphate.
12. Zwei Polysaccharide, die Arabinogalactane und die Galacturonane, sind in jüngster Zeit entdeckt worden.

Bezüglich der Wirkung auf die Tumorzellen kann man heute durch Untersuchungen belegen, dass die Mistellektine, die Viscotoxine, die Peptide und Enzyme, die Polysaccharide und die Flavonoide letztlich alle eine zytotoxische Wirkung auf Tumorzellen haben. Dabei wird die Zytotoxizität entweder durch die Hemmung der ribosomalen Proteinsynthese, durch die Zytotoxizität auf die Zellmembran oder durch eine Induktion der Apoptose ausgelöst.

Diese Stoffe wirken auch auf die Immunzellen, indem die Lymphozyten stimuliert und die Makrophagen aktiviert werden und es zu einer Freisetzung von Zytokinen wie Interleukin 1 und Interleukin 2 sowie von Tumornekrosefaktor alpha kommt. Auch wird die Phagozytose-Aktivität von Granulozyten gesteigert sowie die Aktivität der natürlichen Killerzellen (NK Zellen) massiv angeregt. Schließlich zeigen zum Beispiel die Flavonoide protektive Effekte für Zellen und wirken antioxidativ.

Wie daraus schon deutlich wird, haben die verschiedenen Mistelinhaltsstoffe sehr unterschiedliche Effekte und Zielzellen, sodass die Reduktion auf einen alleinigen Inhaltsstoff als nicht sinnvoll betrachtet werden kann. Nur die Ganzheit führt auch zu einer Ganzheit der therapeutischen Möglichkeiten.

Die Lektine sind neben den Viscotoxinen die interessantesten Inhaltsstoffe der Mistel. Sie sind gründlich untersucht worden und konnten erstmals 1888 durch Hermann Stillmark isoliert werden. Um 1920 konnte man zum ersten Mal ein Lektin kristallisieren, erst 1970 hat man dann ihre dreidimensionale Struktur analysiert, und seit dieser Zeit gibt es eine zunehmende Lektinforschung. Völlig überraschend hat sich gezeigt, dass die Lektine nachgewiesenermaßen einen zytotoxischen, zytostatischen, fungiziden und insektiziden Effekt haben und darüber hinaus aber extrem immunstimulierend sind.

Dies ist insofern ein überraschendes Ergebnis, als wir auch in der Tumortherapie Medikamente haben, die entweder zytostatisch oder immunstimulierend wirken, aber kein Medikament, das beide Wirkungen in einer Substanz vereinigen würde.

Lektine sind Glykoproteine und bestehen aus zwei Untereinheiten, einer toxischen A-Kette mit enzymatischen Eigenschaften und einer Kohlehydrat bindendenden B-Kette, die Kontakt mit der Zielzelle und deren Oberflächenstrukturen aufnimmt. Nach Andocken und Transport in die Zellen entfaltet die toxische A-Kette ihre tödliche Aktivität gegen die Ribosomen, die Eiweißsynthesestelle der Zelle. Die Funktionsfähigkeit des gesamten Ribosoms bricht danach zusammen.

Wichtig zu beachten ist, dass diese Lektinwirkung an der Zellmembran nur dann funktioniert, wenn ein genügend hoher Kalziumspiegel vorhanden ist. Da wir heute Therapieverfahren in der onkologischen Therapie haben, wie zum Beispiel die Bisphosphonate (z.B. Zometa®), gibt es eine ganze Anzahl von Patienten, die einen zu niedrigen oder grenzwertigen Kalziumspiegel haben. Bei ihnen ist die Lektinwirkung reduziert. Wenn man daher mit der Mistelwirkung unzufrieden ist, sollte man prüfen, ob ein ausreichend hoher Kalziumspiegel vorhanden ist, weil sich erst dann die Wirksamkeit der Lektine richtig entfalten kann.

Was die Viscotoxine betrifft, so sind wir heute der Meinung, dass sie toxisch auf Zellmembranen wirken und diese sich tatsächlich auflösen, wenn sie mit dieser Substanz Kontakt hatten. Darüber hinaus können sie wie die Lektine das Immunsystems stimulieren, wenn auch nicht ganz so stark wie die Lektine. Sie haben jedoch die Fähigkeit, die NK-Zellen und die Granulozyten zu steigern, sodass ein direkter Angriff auf Tumorzellen möglich ist.

Die stimmungsaufhellende Wirkung der Mistel, wie sie vielfältig beschrieben ist, geht auf das Andocken der Mistelinhaltsstoffe an den Serotinrezeptoren im Gehirn zurück sowie auf die Ausschüttung von Beta-Endorphinen.

Es ist erstaunlich, dass ein geisteswissenschaftlicher Forscher wie Rudolf Steiner um 1904 durch seine höhere Erkenntnis die Mistel als Krebsheilmittel erkennen konnte und heute wissenschaftliche Studien belegen, dass in der Mistel eine Vielzahl von Stoffen enthalten sind, die sowohl Tumorzellen vernichten als auch das Immunsystem so anregen und präparieren können, dass es wieder die Fähigkeit erlangt, Tumorzellen anzugreifen.

## 6. Herstellung und Verarbeitung

Die Mistel ist eine eigenartige Pflanze, die alles anders macht, als wir es sonst von der normalen Flora kennen. Sie wächst als Halbparasit auf verschiedenen Wirtsbäumen, obwohl sie das nicht müsste. Sie hat eigentlich die Fähigkeit, alle zu ihrem Unterhalt notwendigen Stoffe aufzunehmen und zu verarbeiten, und wäre eigentlich nicht auf einen Wirtsbaum angewiesen. Es bleibt ein großes Geheimnis, warum sie sich dennoch in der Entwicklungsgeschichte auf diese Wirtsbäume spezialisiert hat.

Es gibt heute weltweit rund 1500 verschiedene Mistelarten, jedoch nur die weißbeerige Mistel (Viscum album L) wird in der anthroposophischen Krebstherapie eingesetzt.

Die Mistel trägt gleichzeitig Blüten und Früchte, sie wirft im Herbst ihre Blätter nicht ab, wie es in der sonstigen Vegetation üblich ist, sondern erst nach zweieinhalb Jahren, und dann im Sommer. Sie wächst in einer geometrischen, kugelartigen Form, die streng definierten Wachstumsgesetzen folgt; sie zeigt nicht wie die normale Botanik eine sich verströmende Blüte, sondern hält ihre Kraft in ganz kleinen, fast vor Kraft strotzenden Blüten zurück und gilt wohl deshalb auch als Heilpflanze.

Bis zu 60 verschiedene Bäume und Gehölze könnten misteltragend sein, aber nur wenige davon werden heute therapeutisch eingesetzt. Es sind das die Laubholzmisteln wie Apfelbaum, Pappel, Ahorn, Birke und Eiche und unter den Nadelbäumen die Kiefern- und Tannenmistel.

Die Mistel wird von verschiedenen Vogelarten verbreitet, darunter die Misteldrossel, die Mönchsgrasmücke und der Seidenschwanz, denen die Mistelbeere gerade in der kalten Winterzeit als Nahrung dient. Die leimartige Substanz der Mistelüberreste bleibt dann an den Ästen hängen und hat die Kraft, durch die zum Teil massive Rinde in einen Baumast einzudringen und Anschluss an das Ernährungssystem dieses Wirtes zu finden.

Wichtig für die therapeutische Arbeit sind die verschiedenen Rhythmen in der Mistelpflanze. So haben die Mistellektine im Winter ihren Produktionshöhepunkt, die Viscotoxine dagegen im Sommer. Es ist deshalb sinnvoll und wird auch für die Herstellung der anthroposophischen Präparate so gehandhabt, dass die Mistel zu unterschiedlichen Jahreszeiten geerntet und verarbeitet wird, wodurch dann die höchstmögliche Konzentration der jeweiligen Inhaltsstoffe im Extrakt zu finden ist.

Die nicht-anthroposophischen Hersteller berücksichtigen diesen Prozess nicht, sie ernten die Mistel nur einmal im Jahr, oft im Frühjahr, wenn die beiden wichtigen Inhaltsstoffe, die Lektine und die Viscotoxine, eher in ihrem produktiven Minimum sind.

Der pharmazeutische Prozess der Herstellung ist vielfältig. Bei der Ernte werden die zu verarbeitenden Pflanzenteile vorsichtig aus den kostbaren Mistelbüschen herausgepflückt, es werden nur die zweijährigen Triebe genommen. Die frische Pflanze wird unter qualitativen Gesichtspunkten sortiert und die Pflanzenteile werden für die weitere Verarbeitung vorbereitet. Verwendet werden dabei die ein- bis zweijährigen Blätter, die Stängel, Blüten und Fruchtanlagen und bei der Winterernte zusätzlich die separat gepflückten reifen Beeren.

Die Pflanzenteile werden dann mittels einer Walze zerquetscht und damit für die nachfolgende Extraktion vorbereitet. Durch den Zusatz von speziellen Milchsäurebakterien wird sie einer Milchsäurefermentation unterworfen. Dadurch wird sie weiter aufgeschlossen und es entsteht der charakteristische Mistelextrakt. Die milchsaure Fermentation wird jeweils im Sommer und im Winter vorgenommen, wobei die Mistelpflanzen nach Wirtsbäumen für die einzelnen ISCADOR®-Sorten sortiert werden.

Durch die Milchsäurefermentation können die Inhaltsstoffe schonend aufgeschlossen werden. Diese Fermentation ist bei

ISCADOR® solitär und wird bei den anderen Mistelpräparaten nicht angewendet.

Die Extrakte von Sommer- und Wintermistel werden im Frühling und im Herbst durch einen anspruchsvollen technischen Vorgang zum Krebsmittel ISCADOR® weiterverarbeitet. Der angewendete Mischprozess geht auf konkrete Hinweise von Rudolf Steiner zurück und ist ein charakteristischer Bestandteil des ISCADOR®-Herstellungsverfahrens, durch den eine zusätzliche Qualität gewonnen wird. Da die Angaben Rudolf Steiners hierfür aber sehr freilassend waren und er nur angedeutet hat, dass die Mistel »aus den Erdenkräften herausgehoben werden« solle, bevor sie zu einem Krebsheilmittel verarbeitet werden könne, konnten sich die verschiedenen Arbeitsgruppen nicht auf eine gemeinsame Maschine einigen.

Im Institut Hiscia des Vereins für Krebsforschung in Arlesheim/Schweiz wurde für diesen besonderen Herstellungsschritt eine spezielle Maschine entwickelt, die im Lauf der Zeit ständig nachgebessert wurde. Sie hat jetzt einen gewissen Standard erreicht, es wird aber fortlaufend an einer qualitativen Optimierung weitergearbeitet. Diese Maschine beruht auf dem Prinzip, dass Sommer- und Wintersaft der Mistel im äußeren, hochgebogenen Rand einer rotierenden Titanscheibe einander intensiv durchdringen, so wie es Rudolf Steiner gefordert hat. Die Scheibe hat einen Durchmesser von einem Meter und rotiert mit 10 000 Umdrehungen pro Minute, damit erreicht man eine Geschwindigkeit von 1900 km/h und eine Fliehkraft von rund der 55 000-fachen Erdbeschleunigung.

Daraus wird ersichtlich, dass diese Umstände extreme Ansprüche an die Verfahrenstechnik stellen, es mussten Spezialapparate und Speziallegierungen entwickelt werden, um diesen extremen Kräften standzuhalten.

Das aus dem Mischprozess von Sommer- und Wintersäften der Mistel erhaltene ISCADOR®-Konzentrat wird in weiteren Herstellungsgängen zum fertigen Arzneimittel verarbeitet. Dabei wird der Extrakt entsprechend auf die gewünschte Konzentration verdünnt. Wegen der hitzeempfindlichen Inhaltsstoffe, insbesondere der Eiweiße, wird auf eine Hitzesterilisierung verzichtet, sondern die Ampullierlösung keimfrei filtriert und anschließend ampulliert. Eine Vielzahl von Qualitätskontrollen schließt sich an.

## 7. Die vier Wirkprinzipien der Misteltherapie

Wir unterscheiden vier verschiedene Wirkprinzipien der Misteltherapie:

1. Die Wirkung auf das Immunsystem:
   Durch vielfältige Untersuchungen ist nachgewiesen, dass Mistelinhaltsstoffe, insbesondere die Mistellektine und Viscotoxine, die Polysaccharide und Oligosaccharide und die Peptide, auf bestimmte Zellen des Immunsystems wirken. Dies sind vor allem die B-Zellen, die T-Zellen in ihrer Gesamtheit, bestimmte Zytokine wie Interleukin 6, Interleukin 2, Interleukin 1 und der Tumornekrosefaktor alpha. Weiterhin haben sie eine Wirkung auf die verschiedenen Granulozyten, wobei wir auf die eosinophilen Granulozyten noch näher eingehen werden. Weiterhin wirken sie auf die NK-Zellen, die sowohl in ihrer Zahl vermehrt als auch in ihrer Aktivität gesteigert werden, und auf bestimmte Makrophagen, die Tumorzellen angreifen können. Nachgewiesen ist auch eine Gamma-Interferon-stimulierende Wirkung.

2. Wirkung auf die Tumorzelltoxizität:
   Nachgewiesen sind die Steigerung der Apoptose und der Tumorzellnekrose, beides Prozesse, die zur Auflösung von Tumorzellen führen. Verschiedene Untersuchungen so-

wohl klinischer als auch experimenteller Art zeigen, dass es unter einer Misteltherapie zu einem Sistieren der Progression, zu einem Sistieren der Metastasierung, ja zum Rückgang von Metastasen und zum Auflösen von Tumoren kommen kann.

3. Wirkung auf die Psyche:
   Durch die Beta-Endorphin-Ausschüttung und durch die Wirkung auf die Serotonin-Rezeptoren entfaltet die Misteltherapie einen positiven Einfluss auf die seelische Befindlichkeit des Patienten. Damit wird das Wohlbefinden gesteigert, Schmerzen werden reduziert und eine bestehende reaktive Depression wird gemildert.

4. Wirkung auf die Erbsubstanz:
   Wie in vielen experimentellen Untersuchungen nachgewiesen, kommt es zu einer DNA-Stabilisierung, die man selbst durch Testsysteme bestätigen kann, so zum Beispiel durch den Comet-Assay, wie er routinemäßig in unserem Labor Onkobrain® durchgeführt wird.

   Durch die Stabilisierung der Erbsubstanz treten erheblich weniger Zweitkarzinome auf und auch die Nebenwirkungen der üblichen onkologischen Basistherapie bleiben erträglich bzw. können reduziert werden.

Hier sei insbesondere auf die Rolle des eosinophilen Granulozyten hingewiesen, der als Regulator des Immunsystems eine besondere Variante der Immunstimulation darstellt und damit gleichzeitig den Kampf gegen die Krebszelle aufnimmt.

Es ist nachgewiesen, dass eine Infiltration eines Tumors durch eosinophile Granulozyten und eine gleichzeitige Bluteosionophilie, wie sie durch Mistelpräparate erzeugt werden kann, einen sehr günstigen Prognosefaktor für den Patienten bedeutet.

Die Wirkung und positive Prognose sind nachgewiesen bei folgenden Karzinomen:

1. Ovarialkarzinom
2. Mammakarzinom
3. Mundhöhlenkarzinom
4. Cervixkarzinom
5. Bronchialkarzinom
6. Kolonkarzinom
7. Morbus Hodgkin und Non-Hodgkin-Lymphome
8. Hauttumore
9. Blasenkrebs
10. Tumore des Verdauungstrakts
11. Gebärmutterhalskarzinome
12. Prostatakarzinome
13. Magenkarzinome
14. nasopharyngiale Karzinome

Die Aufzählung dieser Karzinomarten ist wahrscheinlich nicht abschließend, sondern unterliegt der weiteren Forschung.

Bezüglich der vorliegenden Literatur wird auf mein Buch »Krebskrankheit und Immunabwehr: der eosinophile Granulozyt – die vergessene Abwehrzelle« hingewiesen, (siehe Literaturverzeichnis). Dort sind die entsprechenden wissenschaftlichen Arbeiten aufgeführt.

Obwohl die eosinophilen Granulozyten, die durch die Misteltherapie massiv gesteigert werden können, archaische Abwehrzellen sind, die durch spezialisierte Abwehrzellen (vergleichbar dem Stammhirn und der Großhirnrinde) überwuchert wurden; haben sie nach wie vor ihre regulatorische Bedeutung und weisen über die bekannte Wirkung bei allergischen Prozessen oder bei der Abwehr von Parasiten hinaus noch ganz andere Funktionen auf. Ihre Granula enthalten verschiedene Stoffe, die sowohl immunstimulierend als auch zytotoxisch sind und in der Abwehr von Tumorzellen eine bedeutende Rolle spielen.

Neuere Untersuchungen zeigen darüber hinaus, dass immer dort, wo in einem Tumor Vorgänge auf eine Hemmung des Wachstums von Blutgefäßen hinweisen, eosinophile Granulozyten vorhanden sind. Wahrscheinlich spielt damit der eosinophile Granulozyt im Bereich der Angioneogenese eine bedeutende Rolle.

## 8. Zur Sicherheit der Therapie

Während früher von Kritikern oftmals behauptet wurde, dass man statt eines Mistelextraktes auch destilliertes Wasser spritzen könne und die gleiche Wirkung erzeugen würde, wird heute gelegentlich die Meinung geäußert, dass eine Misteltherapie auch schaden könnte, ja sogar, dass sie Tumorzellen in ihrem Wachstum anregen könne.

Dazu muss man sagen, dass es keinerlei Studien gibt, die eine solche Behauptung stützen würden. Im Gegenteil sind gerade in den letzten Jahren vier große retrospektive, epidemiologische Kohortenstudien veröffentlicht worden, die als Kriterium die Sicherheit der ISCADOR®-Therapie, die Reduktion von Nebenwirkungen der onkologischen Basistherapie und die Verlängerung der Überlebenszeit zum Ziel hatten. Bei diesen Studien – zum Mammakarzinom, malignen Melanom, Pankreaskarzinom und kolorektalen Karzinom – zeigte sich jeweils eine deutliche Reduktion der Nebenwirkungen der schulmedizinischen Therapie, eine deutliche Verlängerung der Überlebenszeit und bei allen eine sehr geringe Nebenwirkungsrate der Misteltherapie.

Allergische Reaktionen traten bei keinem Patienten auf. Bei 12 bis knapp 20 Prozent der Patienten ergaben sich Rötungen im Bereich der Einstichstelle, die zu Beginn der Therapie jedoch therapeutisch erwünscht sind und nicht als Nebenwirkungen klassifiziert werden können. Man kann jeden Patienten damit trösten, dass nach vier bis fünf Packungen ISCADOR® diese Rötungen nicht mehr auftreten werden und nur am Anfang anzeigen, wie der Organismus sich mit diesem Medikament auseinandersetzt.

In keiner dieser Studien wurde ein sogenanntes Tumor-Enhancement festgestellt, das heißt eine Förderung des Tumorwachstums oder der Metastasierung, sodass von einer sicheren Therapie ausgegangen werden kann.

Studien an Zellkulturen zeigen, dass maligne Tumorzelllinien gehemmt werden, normale Zelllinien, wie zum Beispiel Bindegewebszellen, in ihrem Wachstum jedoch nicht beeinflusst werden.

Bei über 1000 Patienten wurde nachgewiesen, dass ein Interleukin, das Interleukin 6, unter einer Misteltherapie nicht vermehrt stimuliert wird. Interleukin 6 könnte bei vermehrter Bildung theoretisch zu einer Tumorprogression führen. Die Untersuchung bei über 1000 Patienten hat ergeben, dass die Mistel durch ihre modulierende Wirkung in der Lage ist, überhöhte Interleukin 6-Werte, wie sie insbesondere bei Nierenkarzinom-Patienten und Ovarialkarzinom-Patientinnen auftreten, in den Normbereich zurückzuführen, und dass bei keinem dieser Patienten eine Überstimulation von Interleukin 6 aufgetreten ist.

Wir konnten hingegen an einer ganzen Reihe von Patienten nachweisen, dass unter einer Chemotherapie oder Bestrahlungsbehandlung das Interleukin 6 auf das Zehnfache angestiegen war. Hier redet allerdings niemand von einer möglichen Tumorprogression! Durch Einsatz der Misteltherapie konnte das Interleukin 6 dann aus diesem potenziell gefährlichen Bereich in den Normbereich zurückgeführt werden.

## 9. Klinische Studien

Obwohl, wie oben ausgeführt, die Mistel zu den am besten dokumentierten Heilpflanzen gehört, wird immer wieder behauptet, dass ihre Wirkungsweise nicht geklärt wäre und es keinerlei Studien über diese Therapie gäbe.

Beides ist falsch. Zur Wirkungsweise der Mistel wurden eine Vielzahl von Studien aus den letzten Jahrzehnten veröffentlicht, darunter viele prospektive und randomisierte Studien und Einzelfalldarstellungen. Es sei diesbezüglich auf das Buch von Kienle/ Kiene »Die Mistel in der Onkologie«, Schattauer Verlag, verwiesen (siehe Literaturverzeichnis). Darin werden auf über 700 Seiten die heute verfügbaren Untersuchungen zu den Inhaltsstoffen, zu der Wirkungsweise der Mistel und zu den einzelnen Zielparametern aufgeführt, analysiert und bewertet.

Insgesamt liegen heute weltweit über 100 klinische Studien zur Anwendung von Mistelextrakten bei verschiedenen Tumorarten vor. Damit sind die Mistelpräparate die am besten und am umfangreichsten untersuchten Arzneimittel in der komplementären Krebstherapie.

Eine Metaanalyse über 24 prospektive, kontrollierte Studien zur Misteltherapie zeigten bei 13 ein statistisch signifikant positives Ergebnis in der Mistelgruppe. Bei weiteren sieben Studien ist ein positiver Trend in der Mistelgruppe zu verzeichnen, bei dreien kein Unterschied, eine Studie weist einen negativen Trend auf.

Wichtig zu wissen ist allerdings, dass bei der Mehrzahl dieser Studien kein Einfluss genommen werden konnte auf die Art und Weise, *wie* die Mistel angewendet wurde, das heißt auf die Art des Präparates, auf die Dosierung und auf den Injektionsrhythmus. Eine Analyse der vorliegenden Studien führt zu dem Ergebnis, dass mit Sicherheit eine jeweils individuelle Anwendung, das heißt eine Verbesserung des Injektionsrhythmus, eine Erhöhung der Dosierung oder der Übergang auf andere Präparate beim Auftreten einer Metastasierung zu einem weitaus besseren Ergebnis geführt hätte.

Zu den genannten Arbeiten kommen noch vier retrospektive epidemiologische Kohortenstudien zum Mammakarzinom, zum Kolonkarzinom, zum Pankreaskarzinom und zum Melanom hinzu, die allesamt einen deutlichen Benefit durch die ISCADOR®-Therapie für die behandelten Patienten aufweisen. Nach Analyse der vorliegenden Studien können wir also insgesamt feststellen, dass die Wirksamkeit der Misteltherapie heute klar belegt und nicht mehr daran zu zweifeln ist.

## 10. Praktische Vorgehensweise, stadien- und tumororientiert

Hier soll kurz dargelegt werden, wie eine praktische Misteltherapie durchgeführt wird. Für eine ausführliche Darstellung sei auf die übrigen Bände dieser Reihe und auf die Richtlinien für die individuelle Behandlung mit ISCADOR® in der Krebstherapie verwiesen, die in der letzten aktuellen Auflage 2008 von der Weleda AG in 73525 Schwäbisch Gmünd, Möhlerstraße 3, angefordert werden kann.

Generell ist anzustreben, dass die Patienten ab der Diagnosestellung, möglichst schon präoperativ, mit einer Misteltherapie beginnen, um bei der oft nachfolgenden Operation eine Tumorzellaussaat zu vermeiden und das Immunsystem schon etwas gestärkt zu haben. Erfahrungsgemäß kommt es dadurch auch zu deutlich weniger postoperativen Komplikationen, wie zum Beispiel Sekundärheilungen.

Auch während der Chemo- bzw. der Strahlentherapie soll die Misteltherapie fortgesetzt werden, weil hierdurch die entsprechenden Nebenwirkungen massiv gelindert und auch weitere Therapieeffekte erzielt werden, die in der Literatur (siehe Literaturverzeichnis) grundlegend beschrieben worden sind.

Die Therapie sollte über mindestens fünf Jahre fortgeführt werden. Studien zeigen, dass eine nur kurzfristige Misteltherapie – unter drei Jahren – nicht zu dem gewünschten Langzeiteffekt führt. Die Umstimmung des Organismus im Sinne einer lang dauernden Immunstimulation kann erst über Jahre erreicht werden. Erfahrungsgemäß gelingt es bei 70 Prozent der Patienten nach Abschluss von fünf Jahren, das Immunsystem so stabilisiert zu haben, dass es ohne weitere Stimulation auch allein wieder suffizient arbeitet. Bei 30 Prozent der Patienten muss noch länger stimuliert werden, zumindest muss eine Erhaltungsdosis (z.B. eine Packung ISCADOR® mit sechs Wochen Pause) verabreicht werden.

Es wird dreimal wöchentlich eine Ampulle injiziert werden, dabei umfasst ein Therapiezyklus 14 Injektionen, danach erfolgt eine Woche Pause. Es hat sich sehr bewährt, montags, mittwochs und freitags spritzen zu lassen, da viele Patienten am Wochenende unterwegs sind und die entsprechenden Utensilien nicht gerne mitnehmen. Prinzipiell kann aber genauso jeder andere Rhythmus gewählt werden, also zum Beispiel auch Dienstag, Donnerstag und Samstag.

Injiziert werden soll subkutan im Winkel von 45° in den Unterbauch, Oberbauch oder in den Oberschenkel. Bewährt hat sich, eine Handbreit Abstand zum Bauchnabel zu halten, den Hosenbund oder Rockbund auszusparen, um lokale Reibung zu vermeiden, und dann im Uhrzeigersinn jeden zweiten Tag weiterrückend die Injektionen vorzunehmen.

Die auftretenden Lokalreaktionen sollten im Durchmesser nicht größer sein als 5 cm; werden diese Rötungen größer, muss die verwendete Dosierung reduziert werden.

Die Temperatur kann sich leicht steigern; wichtig für die Temperaturmessung ist der Unterschied zwischen der Morgen- und der Abendtemperatur. Dazu muss vor dem Aufstehen rektal gemessen werden, zwischen 17 und 18 Uhr sollte nach einer halbstündigen Ruhepause (um Bewegungstemperaturen auszuschließen) dann noch einmal gemessen werden. Der Temperaturunterschied sollte bis zu 1 °C betragen. Wir sind von diesen Temperaturmessungen als Wirksamkeitshinweis allerdings abgekommen, da heute potente immunologische Untersuchungen erheblich genauer sind.

Bestimmte Laborparameter, die vor Beginn der Therapie erhoben werden, wie Differentialblutbild, Interleukin 2-Rezeptor, evtl. Tumormarker und andere Parameter, sollten nach frühestens acht Wochen bis drei Monaten kontrolliert werden und eine deutliche Verbesserung anzeigen.

Auf die Verbesserung des Allgemeinzustandes im Sinne von physischen und psychischen Symptomen ist zu achten.

Zu Beginn einer Misteltherapie muss grundsätzlich die Entscheidung darüber getroffen werden, welches therapeutische Ziel angestrebt werden soll. Handelt es sich um einen postoperativen Fall, gilt als Hauptkriterium natürlich die Verlängerung der Überlebenszeit, die maßgeblich mit der Wiederherstellung der Patienten-Immunität zu tun hat. Liegt dagegen zum Beispiel eine palliative Situation mit einer Polymetastasierung vor, wird ein wichtiges Kriterium die Lebensqualität des Patienten für die ihm noch verbleibende Zeit sein. Bei dieser Entscheidung kann man sich die Bestimmung von vielen Immunparametern sparen; es wird nur nach der Befindlichkeit des Patienten therapiert.

Weiter müssen die Gegenanzeigen für eine Misteltherapie beachtet werden. Diese bestehen bei einer bekannten Allergie gegen Mistelzubereitungen. Akut entzündliche oder hoch fieberhafte Erkrankungen, wie zum Beispiel Fieber über 38 °C, gelten als Kontraindikation. Eine unbehandelte Tuberkulose, Hyperthyreose und Autoimmunerkrankungen können ebenfalls als Gegenanzeigen gelten. Bei primären Hirn- und Rückenmarkstumoren oder bei interkraniellen Metastasen mit

Gefahr einer Hirndruckerhöhung besteht eine Kontraindikation. Sie kann unter Vorsichtsmaßnahmen umgangen werden, wenn durch eine Operation Gewebsdefekte aufgetreten sind und eine Hirndrucksteigerung unwahrscheinlich ist, oder wenn eine gleichzeitige Cortisontherapie (Fortecortin®) eine Gehirndruckerhöhung unmöglich macht. In der Schwangerschaft sollte nur nach strenger Indikationsstellung therapiert werden.

Eine weitere Kontraindikation aus klinischer Sicht wäre eine akute Leukämie, eine chronische Leukämie kann mit gutem Erfolg angegangen werden. Besondere Vorsichtsmaßnahmen gelten für die Lymphome und für das Plasmozytom. Diese Krankheitsbilder sollten nur von einem erfahrenen Misteltherapeuten behandelt werden.

Wichtig ist die Feststellung, in welchem Tumorstadium sich der Patient befindet. Zu unterscheiden ist zunächst das sogenannte unkomplizierte Karzinom von einem aggressiven, metastasierenden Karzinom.

Bei einem metastasierenden Karzinom geht die normale Schulmedizin davon aus, dass es sich um eine palliative Situation handelt. Diese Ansicht, diese Aussage lähmt den Patienten erheblich. Die Aussicht, in absehbarer Zeit tatsächlich an dieser Erkrankung versterben zu müssen, führt bei vielen Menschen dazu, dass die Lebensqualität massiv leidet und die Compliance des Patienten bezüglich seiner Mitarbeit stark eingeschränkt ist.

Rudolf Steiner »verbietet« den Ärzten, im Umgang mit den Patienten an den Tod als eine mögliche Folge der Erkrankung zu denken. Er weist darauf hin, dass eine unglaubliche therapeutische Kraft daraus erwachsen könnte, geradezu an das Leben des Patienten zu glauben und nicht aufgrund irgendwelcher Anzeichen über seinen baldigen Tod zu spekulieren.

Diese Anregung ist nicht leicht zu verstehen und in einem onkologischen Alltag auch nicht ganz einfach umzusetzen.

Wir haben jedoch in der Tat häufig erlebt, welche therapeutische Kraft für Patienten darin liegen kann, an ihre Gesundung, an ihr Überleben, zu glauben und sich nicht primär einer palliativen Situation hinzugeben. Wir bemühen uns immer, dem Patienten Mut zu machen und versichern ihm, dass wir alles tun, um sowohl seine Lebensqualität zu verbessern als auch den Versuch zu unternehmen, ihn völlig gesund zu machen. Es geht dabei nicht darum, falsche Versprechungen zu machen, die in der Onkologie fatale Wirkungen haben, sondern dem Kranken klarzumachen, dass jeder Tumorverlauf individuell verschieden ist. Wir haben in der Praxis Patienten mit Lebermetastasen gesehen, die 19 Jahre lang damit gelebt haben, und wir haben andere in einem sehr günstigen Tumorstadium gesehen, an deren Gesundung wir selbstverständlich zu 100 Prozent geglaubt haben und die bereits nach einem Jahr an einer exorbitant rasch verlaufenden Polymetastasierung verstorben waren. Niemand weiß also, was diesem individuellen Patienten, der vor einem sitzt, schicksalsmäßig beschieden ist. Deswegen muss jeder so behandelt werden, als ob er gesunden könnte. Das Leben wird uns dann belehren, ob dies möglich war oder ob die ursprüngliche Prognose eingetroffen ist. Von vornherein jedoch aufzugeben führt zu solchen Lähmungserscheinungen beim Arzt und beim Patienten, dass von einer verminderten Erfolgsaussicht ausgegangen werden kann.

Wir werden im Folgenden ausführen, wie unterschiedlich die Behandlung bei einem unkomplizierten und bei einem aggressiven oder einem metastasierenden Tumor sein kann.

Zunächst einmal wird entschieden, welche Tumortherapie gemacht werden soll, also ob wir sie mit den ISCADOR®-Serienpackungen oder mit ISCADOR® spezial durchführen wollen. Dazu sei im Weiteren Näheres dargestellt.

Aus Praxissicht ergibt sich, dass Patienten mit einem metastasierenden Karzinom oder mit einem hohen Lymphknotenbefall und einer Lymphangiosis carcinomatosa mit ISCA-

DOR® spezial behandelt werden sollten, da durch die hohe Lektinkonzentration hier nicht nur immunologische Faktoren eine Rolle spielen, sondern die Lektine Tumorzellen direkt angreifen können.

Die normale Vorgehensweise ist so, dass in der Einleitungsphase zwei Packungen der Serie 0 des entsprechenden Wirtsbaumes gespritzt werden.

Eine Ausnahme ist beim Mammakarzinom in einer klimakterischen Situation der Wechsel von ISCADOR® M auf ISCADOR® P, auch wenn diese klimakterische Situation durch die schulmedizinische Therapie ausgelöst wurde. Weitere Ausnahmen sind in den genannten Richtlinien aufgeführt.

Die Einleitungsphase wird also mit zwei Packungen der Serie 0 dreimal wöchentlich begonnen, nach 14 Injektionen wird eine Woche Pause eingelegt.

Danach wird entschieden, ob auf ISCADOR® spezial (nähere Ausführungen im Folgenden) oder ob auf die Serienpackung I in einer Erhaltungsphase übergegangen wird. Dabei werden dann mit zwei Packungen der Serie I wiederum 14 Injektionen dreimal wöchentlich gemacht, gefolgt von einer Woche Pause. Wenn die gewünschte Reaktion (immunologisch oder im Bereich der Lebensqualität) erreicht ist, wird die Serie I als Dauertherapie beibehalten. Zeigt sich keine Reaktion, geht man auf Serie II über. Bei einer Überreaktion auf Serie I, zum Beispiel bei überschießenden Hautreaktionen, wird für zwei weitere Packungen noch einmal auf Serie 0 zurückgegangen und dann erneut eine Steigerung der Konzentration versucht.

Beim Übergang auf Serie II wird nach 14 Injektionen wiederum eine Pause von einer Woche eingelegt und dann erneut geprüft, ob die gewünschte Reaktion (immunologische Reaktion, Lebensqualität) erreicht ist. Ist dies der Fall, wird Serie II als Dauertherapie gewählt, zeigt sich eine Überreaktion, wird vorübergehend auf Serie I zurückgegangen. Bei keiner Reaktion muss die Sorte gewechselt werden, das heißt, jetzt muss ein anderer Wirtsbaum eingesetzt werden.

Für ISCADOR® stehen vier Wirtsbäume zur Verfügung (Apfel, Kiefer, Eiche und Ulme): ISCADOR® M, ISCADOR® P, ISCADOR® Qu und ISCADOR® U.

Zu beachten ist, dass weder von Serie I noch von Serie II eines bestimmten Mistelpräparates auf Serie I oder II eines anderen Wirtsbaumes übergegangen werden kann, also beispielsweise nicht von ISCADOR® P Serie II auf ISCADOR® Qu Serie II, denn es handelt sich um andere Präparate mit unterschiedlichen Gehalten der verschiedenen Inhaltsstoffe, und es könnte zu erheblichen Unverträglichkeitsreaktionen kommen, wenn bei einem Wechsel nicht wiederum mit Serie 0 angefangen wird.

Die Therapie sollte über zwei Jahre intensiv erfolgen, das heißt mit jeweils einer Woche Pause nach 14 Injektionen. Im dritten und vierten Jahr kann diese Pause auf zwei, drei und vier Wochen erhöht werden, im fünften Jahr dann auf fünf und sechs Wochen Pause, jeweils mit immunologischen Kontrollen. Wenn der Immunstatus oder die Ergebnisse anderer durchgeführter Untersuchungen stabil bleiben, kann die Pause dann langsam erhöht werden. Wenn nach fünf Jahren eine sechswöchige Pause erreicht ist und das Immunsystem sich trotz dieser langen Pause nicht verschlechtert hat, kann die Misteltherapie beendet werden.

Der Patient muss aber darauf aufmerksam gemacht werden, dass Schicksalsschläge, die schwer zu verarbeiten sind, wie zum Beispiel der Verlust eines Ehepartners, der Verlust des Arbeitsplatzes oder ähnliche einschneidende Ereignisse, im Sinne der Psychoneuroimmunologie immer wieder zu einem Einbruch des Immunsystems führen können und der Patient dann zwar nicht sofort wieder mit der Misteltherapie anfangen muss, sich aber wieder regelmäßigen immunologischen Kontrollen unterwerfen sollte, um rechtzeitig zu bemerken, wann eine Misteltherapie erneut notwendig ist, um ein Rezidiv oder eine Metastasierung zu vermeiden.

Dieser Punkt sollte sehr ernst genommen werden, da bis zu 30 Jahren nach Ersttherapie Metastasen oder Rezidive auftreten können, meistens eben dann, wenn solche Schicksalsschläge zu verzeichnen sind.

## 11. Die Erweiterung der therapeutischen Möglichkeiten durch das Immun-Monitoring

Im Grunde genommen geht es um die Beantwortung der sogenannten vier »W«:

1. Wer braucht eine Misteltherapie?
2. Was sollte gespritzt werden?
3. Wie lange sollte injiziert werden?
4. Wie sollte therapiert werden?

Ein Immun-Monitoring zeigt an, ob das eingesetzte Präparat, das zum Beispiel durch die Anschauung des Arztes oder durch die Richtlinien oder durch andere Hinweise ausgewählt wurde, tatsächlich die gewünschten Wirkungen zeigt. Hierzu ist es natürlich notwendig, bei jedem neuen Tumorpatienten zu Beginn der Therapie einen sogenannten Grundstatus festzustellen. Dieser beinhaltet nach meinen langjährigen praktischen Erfahrungen mindestens folgende Parameter:

1. Interleukin 2-Rezeptor
2. Eosinophilen-Funktionstest (EFT-Test
3. Differentialblutbild
4. freie Radikale

Der Interleukin 2-Rezeptor ist ein Maß für die Anzahl der vorhandenen Abwehrzellen. Viele Tumorpatienten haben zu Beginn der Therapie massiv reduzierte Interleukin 2-Rezeptoren. Der EFT-Test zeigt die Regulation der Immunzellen an, das heißt ob sie aktiv oder passiv sind. Aus dem Differentialblutbild ist zu ersehen, ob eine Leuko- oder Lymphopenie besteht und ob die eosinophilen Granulozyten, über deren Funktion wir ausführlich informiert haben, in ausreichender Anzahl vorhanden sind. Die freien Radikale machen eine Aussage darüber, wie hoch der Antioxidantienbedarf des Patienten ist. Erhöhte freie Radikale können sowohl die Nebenwirkungen der schulmedizinischen Therapie verstärken als auch das Immunsystem des Patienten nachhaltig schwächen.

*Wer*, also welcher Patient, benötigt nun überhaupt eine Misteltherapie? Zur Beantwortung dieser Frage dient die Erstellung des Immunstatus, die bei 98 Prozent aller Krebspatienten zeigen wird, dass die Immunologie nachhaltig gestört ist.

Auch die Frage: *wie lange?* lässt sich aufgrund des Immun-Monitorings beantworten, da nicht nur »über den Daumen gepeilt« Pausen verlängert oder verkürzt werden können oder irgendwann beschlossen wird, die Therapie zu beenden, sondern dadurch rational nachvollzogen werden kann, wann solche Pausen einzulegen sind und ob nach einer fünfjährigen Therapie und langen Pausen mit der Misteltherapie sistiert werden kann.

*Wie* therapiert werden muss, zeigen wiederum Faktoren des Immun-Monitorings an, die ein Hinweis darauf sind, ob die normale subkutane Therapie ausreicht, ob eine Infusionsbehandlung durchgeführt werden sollte oder ob es zum Einsatz von weiteren immunstimulierenden Medikamenten, wie Vitamin-C-Infusionen, Thymuspräparaten oder immunstimulierenden Zusatzmedikamenten, kommen soll.

Aus eigener Erfahrung sei angemerkt, dass sich in meiner Praxis eine onkologische Therapie im Sinne einer qualifizierten Misteltherapie ohne ein Immun-Monitoring als undenkbar erwiesen hat. Seit wir dieses Immun-Monitoring durchführen, haben wir deutlich bessere therapeutische Ergebnisse im Sinne einer verbesserten Lebensqualität und einer deutlich verlängerten Überlebenszeit unserer Patienten, wie dies in den letzten vier großen retrospektiven epidemiologischen Kohortenstudien auch gezeigt werden konnte.

## 12. Diagnostische, immunmodulatorische und immunstimulierende Untersuchungsmethoden im Umfeld der Misteltherapie

Bezüglich einer ausführlichen Schilderung der Untersuchungsmöglichkeiten sei auf mein in der gleichen Reihe erschienenes Buch »Monitoring der Misteltherapie« verwiesen. Darin werden die im Folgenden aufgezählten Tests ausführlich beschrieben und über diagnostische und therapeutische Erfahrungen mit diesen Methoden berichtet.

Folgende Laboruntersuchungen haben sich in langjähriger Praxis bewährt:

1. *Das Differentialblutbild:*
   Das Differentialblutbild zeigt an, ob eine Leukopenie, Lymphopenie oder eine Verminderung der eosinophilen Granulozyten vorliegt. Diese drei Parameter des Differentialblutbildes, das kostengünstig ist und bei unseren onkologischen Patienten regelmäßig angefordert wird, sind wichtig. Unter den Leukozyten verbergen sich die gesamten Abwehrzellen und unter den Lymphozyten die spezialisierten Abwehrzellen. Über die Rolle der eosinophilen Granulozyten haben wir bereits berichtet. Als Zielzahlen sollten ohne Vorliegen einer Chemotherapie 6.000 Leukozyten, 2.000 Lymphozyten und 400 eosinophile Granulozyten vorhanden sein, bei einer Chemotherapie oder einer Bestrahlungsbehandlung reduzieren sich diese Zielzahlen auf 4.000 Leukozyten, 1.500 Lymphozyten und 300 eosinophile Granulozyten.

Die Störmöglichkeiten des Differentialblutbildes sind natürlich insbesondere die Chemotherapie, die die Leukozytenzahl deutlich reduziert, wodurch die Differenzierung dann nicht anwendbar ist. Außerhalb der Chemotherapie ist ein Differentialblutbild aber ein guter Parameter, um Hinweise darauf zu bekommen, dass die oft vorhandene Lymphopenie und Verminderung der eosinophilen Granulozyten unter einer Misteltherapie verbessert wird.

2. *Der Misteldifferenzierungstest® nach Wagner:*
Dieser Test bietet die Möglichkeit, über das Blut des Patienten aus den 33 vorhandenen Mistelpräparaten insgesamt und speziell aus den Wirtsbäumen, die für ISCADOR® verfügbar sind, *das* Präparat zu erkennen, das für den Patienten am besten geeignet ist. Dieser Test ist aus der Not heraus entstanden, für Patienten in einem aggressiven, metastasierenden Stadium, wie zum Beispiel dem Pankreaskarzinom, möglichst rasch eine qualifizierte Misteltherapie zu finden. Auch die ISCADOR®-Präparate ISCADOR® M, ISCADOR® P, ISCADOR® Qu und ISCADOR® U können damit gegenüber den ISCADOR®-Spezialpräparaten differenziert werden. Mit Hilfe dieses Tests ist ein wesentlicher Parameter gewonnen, um relativ rasch eine suffiziente Therapie beginnen zu können.
Eine weitere Not ergibt sich daraus, wenn sich bei einer Progredienz der Erkrankung oder dem Eintritt einer Metastasierung oder eines Rezidivs die Frage ergibt, auf welche ISCADOR®-Sorte oder aber auch auf welches andere der verschiedenen Mistelpräparate jetzt gewechselt werden soll, um den Patienten noch eine therapeutische Chance zu geben. Auch darauf kann der Test eine Antwort geben.

3. *Der Eosinophilen-Funktionstest® nach Wagner:*
Dieser Test zeigt an, ob die vorhandenen Immunzellen tatsächlich stimuliert sind. Die Stimulationsrate wird von 1 (= sehr gut) bis 6 (= sehr schlecht) angegeben. Es zeigt sich relativ häufig, dass zwar genügend Immunzellen vorhanden sind, diese jedoch nicht aktiviert sind und der Patient ohne diese Aktivierung nicht von einer Misteltherapie profitiert. Dieser Test kann auch Auskunft darüber geben, ob die gewählte Dosierung, zum Beispiel die Serie I, ausreichend ist oder ob auf Serie II oder aber auf eine andere Sorte oder auf ISCADOR® spezial übergegangen werden sollte. Ein zunächst gut regulierender EFT-Wert, der im Verlauf der Therapie wieder schlechter wird, zeigt manchmal früher als ein Tumormarker ein drohendes Rezidiv an.

4. *Onkoimmun-Test® nach Wagner:*
Dieser Test entspricht dem Misteldifferenzierungstest auf komplementärer Basis. Hier werden die verschiedenen Thymuspräparate, Vitamin C, Ukrain, Polyerga und Faktor AF2 sowie andere Medikamente ausgetestet. Die Wirksamkeit dieser Präparate, die in der komplementären Krebsmedizin häufig eingesetzt werden, muss ebenso wie die Wirksamkeit der Mistelpräparate kontrolliert werden.

5. *Interleukin 2-Rezeptor:*
Der Interleukin 2-Rezeptor (CD25) ist als Teil des »großen Immunstatus«, ein immunologischer Marker, der anzeigt, wie viele Immunzellen im Organismus des Patienten tatsächlich vorhanden sind. Er beschreibt die Anzahl der Interleukin 2-Rezeptoren auf der T-Zelle und ist ein verlässlicher Parameter. Auch der Interleukin 2-Rezeptor kann als Prognosemarker verwendet werden. Ein trotz weiterer Stimulation nicht stimulierbarer oder nach guter Stimulation rückläufiger Interleukin 2-Rezeptor zeigt immer eine gra-

vierende immunologische Fehlfunktion und damit eine baldige Metastasierung oder ein baldiges Rezidiv an. Er ist in vielen Fällen schneller und eindeutiger als ein Tumormarker.

6. *Bestimmung der freien Radikale:*
   Die freien Radikale sind kurzlebige Reaktionsprodukte, die durch den Tumor, durch Bestrahlung, Chemotherapie, Stress, UV-Bestrahlung, falsche Ernährungsweise und unzählige andere Faktoren entstehen. Sie sind aktive Substanzen, schädigen Zellmembranen, sind verantwortlich für die Nebenwirkungen zum Beispiel der Chemotherapie und hindern massiv das Immunsystem. Eine Reduktion der freien Radikale ist anzustreben, zu wenig freie Radikale sind jedoch genauso schlecht, da eine bestimmte Menge für die Stoffwechsel- und Immunvorgänge notwendig ist. Eine Messung unter einer antioxidativen Therapie ist deshalb sinnvoll.

7. *Stuhlimmun-Test® nach Wagner:*
   Dieser Test zeigt einen pathologischen Candida-Befall an, wobei geprüft wird, ob diese auch ubiquitär vorhandenen Pilze wirklich pathogen sind und das Immunsystem des Patienten schädigen. Das Darmorgan ist ja das größte Immunorgan des Menschen überhaupt und hat einen elementaren Einfluss auf das Immungeschehen. Wir schätzen, dass mindestens 30 Prozent der Immunblockaden auf eine pathologische Darmflora zurückgehen.

8. *VoL-Test (Velocity of Lymphocytes):*
   Dieser Test zeigt wie der Interleukin 2-Rezeptor an, ob genügend Immunzellen vorhanden sind und ob sie entsprechend reagieren. Auch er wird von 1 (= sehr gut) bis 6 (= sehr schlecht) bewertet.

9. *Comet-Assay:*
   Bei diesem Test handelt es sich um eine Prüfung der Gentoxizität der durchgeführten Behandlung. Sowohl die Chemotherapie und die Bestrahlungsbehandlung als auch unser modernes Leben mit Stress, Zigarettenrauchen und Ozonbestrahlung, um nur eine Auswahl zu nennen, sind eine gentoxische Belastung. Eine zu starke derartige Belastung kann ein Zweitkarzinom hervorrufen. Dieser Test zeigt an, wie stark die Genbelastung ist und wie sie durch eine qualifizierte Misteltherapie insgesamt verbessert wird.

# II. Klinischer Leitfaden – Teil A

*Tumorformel, onkologische Basistherapie, Immunstatus und die Ganzheit des Patienten als Basis einer rationalen Misteltherapie*

## 1. Bedeutung der Tumorformel für die Misteltherapie

Die Tumorformel ist eine internationale Abkürzung, die dem Arzt das Tumorstadium des Patienten anzeigt und wie weit die Erkrankung fortgeschritten oder wie aggressiv sie ist.

Die Unterscheidung der Tumorformel nach $T_1$ bis $T_4$ für die Tumorgröße, $N_0$ und $N_1$ bis $N_3$ für die nicht befallenen oder die Anzahl der befallenen Lymphknoten, $M_0$ für keine Fernmetastasen oder $M_1$ für das Vorliegen von Fernmetastasen, G als Grading von $G_1$ bis $G_3$ für die Bösartigkeit des Tumors, weiterhin die Aussage, ob Hormonrezeptoren negativ oder positiv und wie stark sie positiv sind und die Aussage über den HER2neu-Status – all diese Kriterien sind für uns maßgebend für die durchzuführende Misteltherapie.

Natürlich sagt die Tumorgröße etwas über die Aggressivität eines Tumors aus, das gilt zwar nicht für alle Fälle, denn Ausnahmen gibt es in der onkologischen Medizin immer, aber normalerweise hat ein $T_1$-Stadium eine deutlich bessere Prognose als ein $T_4$-Stadium, weil es in der Regel länger dauert, bis ein $T_4$-Stadium erreicht ist und in dieser Zeit oft die Lymphbahnen im Sinne einer Lymphangiosis carcinomatosa befallen werden. Auch gibt es in einem höheren T-Stadium bereits Mikrometastasen, die sich bei einem $T_1$-Stadium wahrscheinlich noch nicht gebildet haben. Deshalb ist ja auch die Früherkennung von Krebserkrankungen so wichtig. Die frühe und verbesserte Diagnostik, wie wir sie heute in der modernen

Medizin durchführen, ist eines der Hauptkriterien für die längere Überlebenszeit von Tumorpatienten. Ob die Lymphknoten befallen sind oder nicht, bedeutet für viele Karzinome einen Überlebensvorteil von 20 bis 30 Prozent. Die Unterscheidung von $N_1$ bis $N_3$ bei zeigt dann noch an, welche Lymphknotengruppen befallen sind, sodass wir auch hier eine Prognose stellen können, je nachdem, wie nahe diese Lymphknotengruppen zum Beispiel an anderen lebenswichtigen Organen liegen.

Das Vorliegen von Fernmetastasen entscheidet darüber, ob wir den Patienten als in einer palliativen Situation befindlich einstufen oder nicht. Es bedingt aber auch eingreifende onkologische Therapien, die wiederum einen Einfluss auf die Misteltherapie haben.

Ob die Hormonrezeptoren negativ oder positiv sind, ist ebenfalls entscheidend für die durchzuführende Therapie, aber auch für die sorgfältige Überwachung eines Patienten. Eine Patientin, deren Hormonrezeptoren negativ sind, muss in der folgenden Nachsorgezeit sicher intensiver überwacht werden als eine Patientin mit positiven Hormonrezeptoren, bei der man eine Zeit lang sicher sein kann, dass vorhandene Tumorzellen durch die antihormonellen Medikamente blockiert werden. Hier wird sich erst später, nach Absetzen der antihormonellen Medikamente, wieder eine erhöhte Gefährlichkeit ergeben.

Der HER2neu-Status macht eine Aussage über die Aggressivität eines Tumors. Eine dreifache Überexpression des HER2neu ermöglicht zwar die Therapie mit Herceptin®, weil die Kosten dann von der Krankenkasse übernommen werden, zeigt aber doch an, dass es sich um einen aggressiven Tumor handelt, und stellt somit eine schlechtere Prognose dar.

Ab einem $T_2$-Stadium muss eine Misteltherapie massiv verstärkt werden. Beim $T_4$-Stadium würden wir auch nach zwei Jahren die einwöchigen Pausen nach jeweils 14 Mistelinjektionen nicht verlängern, sondern für mindestens weitere zwei Jahre dieses Intervall beibehalten. Wir würden weiterhin Kontrollen durch den Misteldifferenzierungstest durchführen, um festzustellen, ob das eingesetzte Präparat über zwei Jahre hinaus noch seine Wirksamkeit behält. Wir haben an anderer Stelle ausführlich dargelegt, dass der lebende Organismus sich an ein Mistelpräparat gewöhnen kann; die kritische Zeit tritt nach zwei Jahren ein, unter einer Therapie mit ISCADOR® spezial kann dies bereits nach sechs bis neun Monaten der Fall sein. Ein Patient im $T_3$-/$T_4$-Stadium muss intensiv immunologisch überwacht werden, um die suffiziente Immunstimulation herauszufinden. Bei diesen Patienten würden wir daran denken, zumindest zeitweise eine ISCADOR® spezial-Behandlung durchzuführen, insbesondere im $T_4$-Stadium. Ab einem Stadium von $T_2$ sollte schnell auf Serie II der ISCADOR®-Präparate übergegangen werden, es sei denn, dass Unverträglichkeiten vorliegen.

Ähnliches gilt für den Lymphknotenbefall. Ein Lymphknotenbefall über $N_1$ muss mir einer deutlich stärkeren immunstimulierenden Therapie angegangen werden, auch hier sollte wiederum an ISCADOR® spezial gedacht werden. Aus regelmäßigen immunologischen Kontrollen könnten sich weitere immunologische Therapien ergeben wie Infusionstherapie mit Mistelpräparaten, $O_2$-Inhalation oder Vitamin-C-Hochdosisinfusionen.

Das Vorliegen von Fernmetastasen führt zu eingreifenden schulmedizinischen Therapien wie Bestrahlung, Chemotherapie und Therapie mit Bisphosphonaten. Hier muss darauf geachtet werden, dass eine immundepressive Wirkung der Bestrahlung, der Chemotherapie und der Bisphosphanat-Behandlung durch eine stärkere Misteltherapie aufgefangen wird, das heißt, dass auch in einem solchen Fall ein Immun-Monitoring unverzichtbar ist. Bei diesen Patienten muss ebenfalls unbedingt ein Misteldifferenzierungstest gemacht werden, um möglichst rasch das am besten wirksame Präparat zu definieren.

Die Therapie mit antihormonellen Medikamenten verlängert beim Mammakarzinom die Nachsorgezeit von fünf auf sieben Jahre, weil bei vielen Patientinnen nach zwei Jahren Tamoxifen-Gabe auf die Aromatasehemmer gewechselt wird. Auch unsere Misteltherapie verlängert sich dann von fünf auf sieben Jahre. Wir werden später näher ausführen, wie immundepressiv die antihormonellen Präparate wirken, sodass unter einer antihormonellen Therapie ebenfalls ein genaues Immun-Monitoring stattfinden muss. Die Aromatasehemmer wirken erheblich immundepressiver als Tamoxifen.

Wenn Hormonrezeptoren negativ sind, also keine Hormontherapie gemacht werden kann, muss die Misteltherapie, die dann nach Abschluss der Chemotherapie die einzige nachfolgende Tumortherapie darstellt, konsequent und kontrolliert durchgeführt werden, da man sich nicht auf die Zusatzwirkung von Hormonen verlassen kann und diese einzig durchgeführte Therapie dann auch wirksam sein muss.

Die Therapie mit Herceptin® ist gleichzeitig wieder immundepressiv und zeigt uns zudem die Aggressivität eines Tumors an, da, wie oben erwähnt ein auf Herceptin ansprechender Tumor aggressiver ist als ein Tumor, der nicht darauf anspricht. Auch hier würden wir länger als zwei Jahre intensiv mit der Mistel therapieren, das heißt erst nach drei oder vier Jahren die Pausen zwischen jeweils 14 Mistelinjektionen verlängern.

Zu beachten ist bei der Betrachtung der Tumorformel auch deren Wirkung auf den Patienten. Viele Patienten sind heute sehr gut informiert und können die Bedeutung der Tumorformel für ihre Prognose selbst abschätzen. Bei einer stärkeren seelischen Belastung kann es dann zu einer reaktiven Depression kommen, weil diesen Menschen deutlich vor Augen steht, dass sehr wohl die Möglichkeit besteht, an dieser Krankheit sterben zu müssen. Im Sinne der Psychoneuroimmunologie ist es deshalb notwendig, sie dann einer psychoonkologischen Behandlung zuzuführen.

Aus der anthroposophisch erweiterten Medizin gibt es darüber hinaus eine Vielzahl von künstlerisch-therapeutischen Methoden, die dem Patienten helfen können, seinen eigenen therapeutischen Weg zu gehen, sein seelisches Befinden zu stützen und so über die Verbesserung der ganzheitlichen Situation in der Betrachtung von Leib, Seele und Geist selbst positiv zum Gelingen seiner Tumortherapie beitragen zu können. Zu denken ist hier an die Heileurythmie, das plastisch-therapeutische Gestalten, die Maltherapie, die Musiktherapie und die therapeutische Sprachgestaltung. Es sei auf das Literaturverzeichnis verwiesen.

## 2. Bedeutung der durchgeführten onkologischen Basistherapie für die rationale Misteltherapie

*1. Chemotherapie:*

Eine Chemotherapie führt in jedem Falle zu einer Immundepression. Die beim Patienten bereits vor Beginn der Behandlung vorhandene Immundepression – sonst hätte er ja keine Tumorerkrankung erlitten – wird durch die Chemotherapie noch verstärkt. Dadurch können verbliebene oder neu entstandene Tumorzellen nicht erkannt und abgebaut werden, sodass eine weitere Krebserkrankung oder ein Rezidiv und eine Metastasierung drohen. Es ist deshalb wichtig, schon während der Chemotherapie mit der Misteltherapie anzufangen, wie wir weiter oben ausgeführt haben, um auch das Erbgut zu schützen und damit die Prognose zu verbessern.

Eine generelle Ausnahme betrifft Patienten, die entweder durch die Operation, Chemotherapie, Hormontherapie, Bestrahlungsbehandlung oder andere Maßnahmen sehr geschwächt sind. Bei ihnen muss die Therapie dem Gesamtzustand angepasst werden. So wie in der Palliativmedizin die Medikamentendosierung nach dem aktuellen Körpergewicht immer wieder neu berechnet werden muss, so muss auch bei sehr stark von der Therapie gezeichneten Patienten überlegt werden, ob bei einem schlechten Immunsystem die immer stärkere Dosierung tatsächlich das Mittel der Wahl ist oder ob die Misteltherapie nicht vielmehr reduziert werden muss, um in dem geschwächten Organismus überhaupt noch eine Stimulation erreichen zu können. Wird in einem solchen Stadium überdosiert, erreicht man nämlich keine Immunstimulation mehr, sondern eine Immundepression. Das darf keinesfalls passieren, da in dieser Immundepression der Tumor explodieren oder unkontrolliert wachsen kann, sodass der Patient keinerlei Benefit mehr von der Therapie hat, sondern im Gegenteil unter den Auswirkungen leidet.

Bei der Chemotherapie des Mammakarzinoms muss bedacht werden, dass die Patientin in ein klimakterisches Syndrom kommen kann. Dann muss zum Beispiel von ISCADOR® M auf ISCADOR® P übergegangen werden. Wenn nach Abschluss der Chemotherapie die Periode wieder eintreten sollte, was insbesondere bei jüngeren Patientinnen relativ regelmäßig geschieht, nicht jedoch in einem präklimakterischen Zeitraum, kann wieder auf die ursprüngliche ISCADOR® M-Medikation zurückgegangen werden.

Die Nebenwirkungen der Chemotherapie, wie Übelkeit, Appetitlosigkeit, Schmerzen, Schleimhautprobleme, Durchfälle oder Tumor-Fatigue-Syndrom, werden normalerweise durch eine qualifizierte Misteltherapie abgefangen. Hier muss auf die Lebensqualität der Patienten geachtet werden und es müssen die entsprechenden Parameter in der Sprechstunde auch abgefragt werden. Sollte die alleinige Misteltherapie nicht ausreichen, ist eine komplementärmedizinische oder anthroposophische Zusatztherapie im Sinne einer medikamentösen Therapie erforderlich.

*2. Radiatio:*

Auch während der Bestrahlung sollte die Misteltherapie weitergeführt werden. Gerade die Bestrahlung stellt einen großen Angriff auf die seelische Situation des Patienten dar. Die Bestrahlungstechniken sind heute zwar sehr gut verträglich geworden, Verbrennungserscheinungen oder gravierende Nebenwirkungen, wie wir sie noch vor 20 Jahren beobachtet haben, treten unter den modernen Bestrahlungstechniken und unter den modernen Bestrahlungsgeräten nur noch in Einzelfällen auf. Es kostet einen Patienten aber sehr viel Kraft, 36 mal beim Mammakarzinom oder bis zu 50 mal beim Prostatakarzinom jeden Tag mit Ausnahme der Wochenenden zur Bestrahlung zu gehen, sich unter das Bestrahlungsgerät zu legen und es auszuhalten, dass das Bedienungspersonal den Bestrahlungsraum verlässt und der Patient meditieren muss, dass die sonst so gefährlichen Strahlen, die man ja immer zu vermeiden sucht, jetzt therapeutisch notwendig für ihn sind und heilsam wirken können. Bei vielen Patienten summiert sich im Verlauf der Bestrahlung diese seelische Problematik, sodass sowohl der Eosinophilen-Funktionstest als Ausdruck der Immunregulation als auch der Interleukin 2-Rezeptor als Ausdruck der vorhandenen Immunzellen sich drastisch verschlechtern.

Naturgemäß sind die Nebenwirkungen bei einer lokalen Bestrahlung deutlich weniger ausgeprägt als bei einer systemischen Bestrahlung zum Beispiel des gesamten Gehirns. Das hat sehr viel stärkere Nebenwirkungen sowohl im seelischen als auch im physischen Bereich zur Folge.

*3. Antihormonelle Therapie:*

Die antihormonelle Therapie führt zu einer Gewichtszunahme, insbesondere zu einer sogenannten Stammfettsucht, die sich auch nach Abschluss der Therapie oft nicht verliert und den Patienten in seinem Aussehen beeinträchtigt. Auch verändern sich die Patienten im seelischen und im geistigen Bereich, das heißt, es kommt oft zu einer reaktiven Depression, zu einer überhöhten Empfindlichkeit gegenüber Stress oder auch in zwischenmenschlichen Beziehungen zu extremen Reaktionen auf Anschuldigungen und Angriffe sowie häufig zu einem Tumor-Fatigue-Syndrom im Sinne einer totalen Erschöpfung.

Zu bedenken ist, dass die antihormonelle Therapie ja über fünf bis sieben Jahre durchgeführt wird, also für den Patienten schwer zu ertragen ist, da er sie nicht nur über vier Wochen sondern über einen erstaunlich langen Lebensabschnitt aushalten muss. Der Patient bedarf deshalb in dieser Zeit einer guten Betreuung und einer guten Immunstimulation. Auch hier gilt – mit der oben geschilderten Ausnahme –, dass die Misteltherapie intensiviert werden muss, in der Regel wie bei der Chemotherapie um eine Stärke, also von Serie I auf Serie II oder von Serie II auf die ISCADOR® spezial-Präparate oder bei den ISCADOR® spezial-Präparaten durch Zusatzmedikamente, wie wir sie im Weiteren noch besprechen werden.

*4. Behandlung mit Bisphosphonaten:*

Bisphosphonate werden bei Knochenmetastasen eingesetzt. Es zeigt sich aber zudem, dass auch insgesamt weniger Organmetastasen auftreten, wenn eine Bisphosphonat-Therapie durchgeführt wird. In Amerika werden bei entsprechender Prognose schon prophylaktisch Bisphosphonate gegeben, was bei uns bislang nur in klinischen Studien untersucht wird. Eine Bisphosphonat-Therapie bei einer vorliegenden Knochenmetastasierung bedeutet eine vierwöchentliche Infusion mit zum Beispiel Zometa®. Wir müssen damit rechnen, dass neben Befindlichkeitsstörungen, wie Übelkeit, Schmerzen im Tumorbereich und leichtem Fieber am Folgetag, auch eine starke Immundepression durch diese Präparate ausgelöst wird. Insbesondere kommt es nach Bisphosphonat-Infusionen für mindestens 14 Tage zu einer Immundepression, die erst nach vier Wochen wieder langsam ausgeglichen wird, dann aber wird schon die nächste Infusion durchgeführt.

Auch hier gilt wieder – mit der üblichen Ausnahmeregelung –, dass mit ISCADOR® um eine Stärke stärker therapiert werden muss, wie weiter oben beschrieben.

Bei der oralen Einnahme von Bisphosphonat-Medikamenten, wie zum Beispiel Alendronsäure 70 mg wöchentlich, sind die immundepressiven Phasen nicht so stark ausgeprägt, aber auch hier sollte eine regelmäßige Immunkontrolle erfolgen, um die entsprechenden Veränderungen rechtzeitig zu bemerken.

### *5. Folgen der Operation:*

Nicht zu vernachlässigen sind die Folgen der Operation, die ja oft zu einer Verstümmelung des Patienten geführt hat. Man denke nur an die Ablatio einer Brust, was die Patientin in ihrer Äußerlichkeit verändert und oft die Frage aufwirft, ob ein Wiederaufbau der Brust mit einer der verschiedenen zur Verfügung stehenden Möglichkeiten durchgeführt werden sollte. Unserer Ansicht nach sollte ein Wiederaufbau der Brust frühestens nach zwei Jahren erfolgen, wenn die Patientin sich bis dahin nicht an ihr »neues Äußeres« gewöhnt hat. Entscheidend ist immer das Körpergefühl der Patientin, das den Ausschlag für eine mögliche Operation gibt. Ältere onkologisch tätige Kollegen sind im Übrigen der Meinung, dass in einem ehemaligen Tumorgebiet nicht noch einmal operiert werden sollte. Wir selbst haben in unserer langjährigen Praxis einige Patientinnen beobachtet, die ein bis zwei Jahre nach Beendigung der Wiederaufbauoperationen ein Rezidiv oder eine Hautmetastasierung oder ein Zweitkarzinom im aufgebauten Gebiet erlitten haben.

Die Aufbauoperationen sind langwierig und zum Teil schmerzhaft. Auch während dieser Zeit ist die Patientin optimal zu betreuen. Der Immunstatus muss dreimonatlich kontrolliert werden, da die Auswirkungen der operativen Eingriffe und der eventuellen Schmerzmedikamente auf die Misteltherapie abgeschätzt und mögliche immundepressive Erscheinungen rechtzeitig bemerkt werden müssen.

Man denke auch an die Auswirkungen der operativen Eingriffe beim Prostatakarzinom, die bei einer Vielzahl von Patienten zu einer erektilen Dysfunktion mit den entsprechenden Konsequenzen führen. Hier bedarf es einer starken psychoonkologischen Führung des Patienten, um ihm klarzumachen, dass der Stellenwert der sexuellen Zärtlichkeit erheblich höher ist als der normale Sexualakt und dass ein befriedigendes Sexualleben auch nach einer Prostatakarzinomoperation möglich ist. Da die möglichen Störungen eine starke Auswirkung psychoneuroimmunologischer Art haben können, muss auch bei diesen Patienten immer wieder der Immunstatus überprüft werden, um den entsprechenden immundepressiven Veränderungen rechtzeitig gegensteuern zu können.

## 3. Bedeutung des Immunstatus und seines Verlaufes unter der Therapie für die rationale Misteltherapie

Wie wir ausführlich dargestellt haben, ist die Krebskrankheit auch als Versagen des körpereigenen Immunsystems zu verstehen, indem die Immunkompetenz der körpereigenen Abwehrzellen gegen Krebszellen aus ganz verschiedenen Gründen verloren ging, die im Gen-Bereich, im gentoxischen Bereich oder auch im psychoneuroimmunologischen Bereich liegen können.

Davon ausgehend ist es elementar wichtig, das Immunsystem des Patienten wiederherzustellen. Das ist ja mit ein Hauptgrund für die Verordnung von Mistelpräparaten.

Es darf aber nicht nur bei der Verordnung von Mistelpräparaten bleiben in der Annahme, dass das ausreichen würde und die Mistel als intelligente Arzneipflanze mit ihren stimulierenden und modulierenden Effekten dann schon alles richten würde. Die Intelligenz der Arzneipflanze und die Bereitschaft des Arztes zur Überwachung und adäquaten Therapiekontrolle müssen schon zusammenkommen, um ein optimales Ergebnis zu erzielen.

Hierzu ist es wichtig, den Verlauf des Immunstatus zu dokumentieren. Ohne Analyse des Ausgangspunkts vor Beginn einer Therapie lässt sich keine Aussage über den Verlauf und die Prognose machen. Die immunologischen Untersuchungen, die notwendig sind, wurden bereits genannt. Es sind dies insbesondere das Differentialblutbild, der Interleukin 2-Rezeptor, der Eosinophilen-Funktionstest neben anderen Parametern, die speziellen Therapien vorbehalten bleiben.

Man kann einen Mistel-Prognose-Faktor (MPF) erstellen, der einem anzeigt, welchen Stellenwert eine Misteltherapie bei dem individuellen Patienten wohl haben wird. Für diesen Mistel-Prognose-Faktor ist es jedoch wichtig, dass die Misteltherapie lege artis, das heißt nach den oben geschilderten

Richtlinien, durchgeführt wird, so zum Beispiel mit dem Beginn der Serie 0, der Steigerung auf Serie I oder auch auf Serie II oder bei ausbleibender Wirksamkeit dem Wechsel von einem ISCADOR®-Präparat auf ein anderes oder auf ein ganz anderes Mistelpräparat unter Beachtung aller Gegenanzeigen, aber auch der Reaktion auf einen veränderten Immunstatus im Sinne einer zusätzlichen Immunstimulation durch Zusatzmedikamente, wie es beschrieben wurde.

Die folgende Tabelle zeigt ein Beispiel für den *Mistel-Prognose-Faktor (MPF).*

| | | Punktzahl bei Erreichen nach | | | |
|---|---|---|---|---|---|
| | Ziel | 3 Monaten | 6 Monaten | 9 Monaten | 12 Monaten |
| EFT | 2 | 1 | 2 | 3 | 4 |
| Interleukin 2-Rezeptor | 2500 | 1 | 2 | 4 | 6 |
| eosinophile Granulozyten | 400 | 1 | 2 | 4 | 5 |
| Lymphozyten | 2000 | 1 | 1,5 | 3 | 4 |
| Gesamtpunktzahl | | 4 | 7,5 | 14 | 19 |

Die Auswertung wird wie folgt vorgenommen:
4 – 6 Punkte: sehr gute Prognose
7 – 8 Punkte: gute Prognose
> 9 Punkte: bedenkliche Prognose
> 15 Punkte: schlechte Prognose

Auf diese Weise lässt sich rasch ermitteln, wie der Stellenwert der Misteltherapie sein wird. Die beste Prognose hat der Patient, der trotz schlechter Ausgangslage innerhalb von drei Monaten eine gute Immunstimulation erreicht. Dauert es bis zu sechs Monaten, kann immer noch von einer guten Prognose ausgegangen werden. Sollte die Immunstimulation mit den vier genannten Parametern mehr als neun Monate dauern, würden wir unbedingt zusätzlich zur Misteltherapie zu weiteren immunstimulierenden Methoden raten.

## 4. Die Ganzheit des Patienten nach Leib, Seele und Geist: Grundlage der onkologischen Basis-, der Mistel- und weiteren komplementären Therapien

Um den Patienten in seiner Ganzheit nach Leib, Seele und Geist wahrnehmen zu können, bedarf es einer guten Praxisorganisation und auch einer Schulung.

In einem Buch dieser Reihe: »Onkologie – Rationales Praxismanagement« haben wir einmal dargelegt, welche Strukturen man in einer Praxis schaffen muss, um Zeit zu gewinnen und den Patienten entsprechend therapieren und wahrnehmen zu können. Dies trifft insbesondere zu, wenn in einer Kassenpraxis gearbeitet wird.

In diesem Buch wird ausführlich geschildert, wie ein Kommunikationstraining aussehen kann, welche Signale wir vom Patienten bezüglich seiner Körpersprache empfangen und welche Signale wir selbst aussenden, wie wir mit dem Zeitmanagement und dem Praxismanagement umgehen und wie dann auch der ärztliche Blick geschult wird. Der ärztliche Blick, das, was Generationen von Ärzten praktiziert haben, ist die Wahrnehmung des Patienten in seiner Ganzheit.

In unserer hektischen Zeit werden in der ärztlichen Praxis viele Symptome übersehen. Es gibt dazu einige Studien. So haben beispielsweise bei der Untersuchung von verschiedenen Patienten mit bestimmten Erkrankungen 30 Prozent der Kollegen eine Horner-Trias, 20 Prozent einen Foetor ex ore (Alkohol) nicht bemerkt oder aber vielleicht auch absichtlich übersehen, um nicht die entsprechenden Gespräche führen zu müssen. 60 Prozent haben gelb verfärbte Skleren im Sinne eines Ikterus nicht wahrgenommen und über 50 Prozent ist eine eingeschränkte Atmung nicht aufgefallen. Diese Zahlen sind erschreckend, zeigen aber nicht, wie unqualifiziert in Praxen gearbeitet wird, sondern wie der Zeitdruck dazu führt, den Patienten nicht in Ruhe wahrnehmen zu können, sondern als Kassenarzt funktionieren zu müssen – und gerade das funktioniert eben nicht.

Es ist merkwürdig, dass wir alle wissen, dass Qualität Geld kostet. Das aber soll für den Kassenarzt nicht gelten. Er soll zwar ein Qualitätsmanagement betreiben, muss Leitlinien seiner Fachgesellschaft und Hygienevorschriften beachten und auch die entsprechenden Fortbildungen besuchen, dass aber eine qualifizierte Therapie, also Qualität im eigentlichen Sinne, Geld kostet, das hat man für den Kassenarzt ausgenommen.

Jedem muss klar sein, dass das so nicht stimmen kann. Die Medizin wird immer weniger qualifiziert sein, wenn hier nicht umgedacht wird. Es gibt aber bislang keinen Hinweis darauf, dass bei unseren Gesundheitspolitikern ein Umdenken stattfinden könnte.

Die Wahrnehmung des Patienten kann sehr gezielt durchgeführt werden. Schon während man den Patienten begrüßt, kann man beobachten, wie er aufsteht, ob er Schmerzen dabei hat und ähnliche Kriterien. Ein Blick in das Gesicht zeigt dem Hausarzt die Befindlichkeit des Patienten, die Durchblutung der Schleimhäute, der Haut, die Ausstrahlung der Augen. Gibt es Lähmungserscheinungen, Ödeme oder andere Auffälligkeiten? Man kann eine solche Beobachtung des Patienten schulen und sie dann durchführen, auch während man sich zu Beginn der Sprechstunde zunächst einmal mit ihm über den letzten Urlaub oder über die Erbtante Frieda unterhält. Wichtig ist, genau hinzuschauen, Zeit zu gewinnen, um sich dann mit den entsprechenden gezielten Fragen nach seinen physischen Beschwerden und Veränderungen, nachfolgend aber auch nach seelischen und geistigen Funktionen und Dysfunktionen zu erkundigen.

Leider werden die beiden letzten Punkte oft unterlassen, da schon zur Besprechung der physischen Dysfunktionen zu viel Zeit verbraucht worden ist und man eben auf Seele und Geist nicht mehr zu sprechen kommt und hofft, das würde sich schon von allein regulieren.

1. Bei der onkologischen Basistherapie zählt zunächst einmal der *physische Leib* des Patienten. Darauf wird nach der Tumorformel und den weiter oben beschriebenen Kriterien mit Chemotherapie und der Palette der schulmedizinischen Therapien vorgegangen, wobei der Mensch als solcher oft nicht wahrgenommen wird, sondern nur seine Tumorerscheinungen. Wichtig für die Durchführung der onkologischen Basistherapie ist die Aufklärung des Patienten über seine Krankheit, die Folgen einer Operation und welche Folgen durch die weiteren Therapien auftreten werden.

   Heute herrscht eine neue Ehrlichkeit in der Onkologie. Früher wurde den Patienten gesagt, dass sie nach Operation, Chemotherapie, Bestrahlungstherapie oder antihormoneller Therapie wieder völlig gesund sein würden und so weiterleben könnten wie bisher. Eine neue Generation von klinisch tätigen Onkologen sagt nun den Patienten, dass sie durch die onkologische Basistherapie im oben genannten Sinne ihr Rezidivrisiko um 15 bis 20 Prozent senken könnten. Wollen die Patienten es dann genauer wissen, wird oft gesagt, dass in ihrem speziellen Falle beispielsweise durch die Chemotherapie das Rezidivrisiko um 5 bis 7 Prozent gesenkt werden könnte. Viele Patienten beginnen sich dann zu fragen, ob sie für diesen Erfolg eine so unangenehme Therapie überhaupt durchführen sollen. Dann muss von ärztlicher Seite die Aufklärung des Patienten erfolgen, ob eine solche Therapie wirklich unerlässlich erscheint.

Desgleichen muss geklärt werden, ob eine antihormonelle Therapie wirklich notwendig ist und inwieweit sie in die Selbstbestimmtheit des Patienten eingreift, in seine Intimsphäre, in seine zwischenmenschlichen Beziehungen, und ob daraus nicht psychoneuroimmunologisch ein höherer Risikofaktor entsteht, als beim Weglassen der Hormontherapie.

Insbesondere beim Rezidiv ist dann wieder zu diskutieren, inwieweit eine dritte, vierte Chemotherapie tatsächlich noch einen Benefit für den Patienten bringt und wie die Lebensqualität während der meist nur wenigen Monate sein wird, die dem Patienten durch eine weitere Chemotherapie geschenkt werden.

Die onkologische Basistherapie wird ergänzt durch rein physische Maßnahmen wie Lymphdrainagen, Aufbauoperationen, Pleura- oder Aszitespunktionen und anderes.

Die Misteltherapie hat elementare Wirkungen auf den physischen Leib, die insbesondere in einer besseren Lebensqualität resultieren mit weniger Tumor-Fatigue-Syndromen, besserem Schlaf, deutlich vermehrten Kräften, weniger Schmerzen, und besserem Appetit, sodass wir davon ausgehen können, dass der physische Leib durch eine Misteltherapie massiv gestärkt wird. Durch ihre Modifizierung bezüglich ihres Injektionsrhythmus oder der Wirkstärke können die einzelnen physischen Parameter unterschiedlich stark beeinflusst werden.

Bei den weiteren komplementären Krebstherapien werden für den physischen Leib zahlreiche medikamentöse Verfahren eingesetzt, die der Immunstimulation, der Entgiftung und der Entstauung dienen. Darüber hinaus werden Tumordiäten, Lichttherapie, verschiedene Balneotherapien, Atemtherapien und Maßnahmen aus der tibetanischen Medizin angeboten.

Es gilt sehr genau zu prüfen, welche dieser Methoden wirklich einen physischen Benefit für unseren Patienten hat und nicht nur aus Angst vor einer Metastasierung oder einer Progredienz der Erkrankung eingesetzt wird. Ganz deutlich soll hier noch einmal gesagt werden, dass eine Vielzahl von Medikamenten keinesfalls auch viel Gesundheit bedeutet, sondern dass zum Teil gleichartig wirkende Medikamente und Therapieverfahren zu einer Überstimulation des Immunsystems mit massiven Folgen führen können.

2. Die Wirkung auf die *Seele* und auf die *seelische Befindlichkeit* wird bei der onkologischen Basistherapie völlig vernachlässigt. Sollten Depressionen auftreten, werden Psychopharmaka verordnet, die dem Patienten zum Großteil eine Abhängigkeit bescheren, zum anderen wiederum immundepressiv wirken. Rund 80 Prozent der eingesetzten Psychopharmaka sind immundepressiv und bedürfen einer deutlichen Verstärkung der Misteltherapie. Dies muss unbedingt beachtet werden, und deshalb ist es genauso wie bei den Therapien für den physischen Leib wichtig, eine genaue Medikamentenanamnese zu machen, um zu erfahren, welche Arzneimittel der Patient einnimmt.

   Die Misteltherapie wirkt durch den beschriebenen Einfluss auf die Serotonin-Rezeptoren und durch die Ausschüttung von Beta-Endorphinen schon als solche antidepressiv, sodass oft keine zusätzliche medikamentöse Therapie notwendig ist. Es muss dann individuell entschieden werden, ob psychoneuroimmunologische Verfahren angewendet werden sollen, wie zum Beispiel die Visualisierungsübungen nach Simonton oder andere Psychotherapien, die zunächst einmal nicht analytisch sind, um den Patienten nicht noch mehr Beschwerden zu verursachen, indem er sich mit seiner Vergangenheit auseinandersetzen muss, sondern die eine Perspektive für die Zukunft schaffen und es ihm ermöglichen, mit seiner Erkrankung und mit den Therapiefolgen entsprechend zu leben.

3. Die Wirkung der onkologischen Basistherapie auf *geistige* Vorgänge wird ebenso wie die Wirkung auf seelische Vorgänge vernachlässigt. Dabei kommt es aufgrund der onkologischen Basistherapie oft zu Durchblutungsstörungen und einer geistigen Lähmung, die den Patienten willenlos und inaktiv macht, sodass er am normalen geistigen Leben im Sinne von Anregungen durch Literatur, Besuch von Konzert-, Oper- oder Theateraufführungen nicht mehr teilnimmt.

Die schulmedizinische Behandlung würde diese Störungen als Depression einstufen und eine entsprechende medikamentöse Therapie einleiten. Diese führt aber oft zu einer weiteren geistigen Lähmung und zu Abhängigkeiten, die unerwünscht sind.

Patienten schildern häufig, dass die Misteltherapie auch geistige Vorgänge, Interesse an Literatur und ähnlichen Dingen wieder fördert und sie so im Leben gehalten werden, in der Diskussion mit den Angehörigen, den Kindern und der unmittelbaren Umwelt und dass sie dadurch auch wieder Interesse daran bekommen, länger zu leben und die Tumorerkrankung vielleicht überwinden zu können.

Hier sind neben dem Therapieangebot der anthroposophischen Medizin auch die Kunsttherapien wie das plastisch-therapeutische Gestalten, die Maltherapie, die Musiktherapie, die therapeutische Sprachgestaltung und die Heileurythmie von Bedeutung. Diese Therapien wirken nicht nur auf leibliche Vorgänge im Sinne einer Rhythmusverbesserung mit den daraus resultierenden positiven Folgen, sondern auch auf seelische Vorgänge durch ein wacheres Erleben und eine gesteigerte Wahrnehmung, sie wirken aber auch auf geistige Vorgänge, indem geistige Interessen wieder geweckt sowie Lähmungserscheinungen im geistigen Bereich überwunden werden und die Patienten so eine neue therapeutische Perspektive erhalten.

# III. Klinischer Leitfaden – Teil B

*Praktische Beispiele für die Vorgehensweise der qualifizierten Misteltherapie*

## Prolog 1: Über den Umgang mit Tumormarkern

Die Tumormarker werden nach einer Zeit der Überbewertung heute nach Meinung vieler Ärzte eher für unwichtig, da ungenau erachtet. Ich möchte dieser Ansicht vehement widersprechen, da nicht der Tumormarker als solcher ungenau ist, sondern vielmehr der Umgang der Ärzte damit.

Ein Tumormarker hat durchschnittlich eine Trefferquote von 50 Prozent, dies reicht von über 80 Prozent beim Prostatakarzinom bis zu 50 Prozent beim Mammakarzinom. Da also nicht alle Patienten auf den Tumormarker reagieren, ist es wichtig, den speziellen Tumormarker für das entsprechende befallene Organgebiet *vor* der Operation zu bestimmen, also solange der Tumor noch im Patienten ist. Dann müsste – bei einem positiven Ansprechen – der Tumormarker erhöht sein und kann als Marker verwendet werden, wenn er postoperativ in den Normbereich geht und darin verbleibt. Wir können dann von einer 95-prozentigen Trefferquote ausgehen, dass keine Tumorzellen im Organismus sind, solange dieser – vorher geprüfte – Tumormarker im Normbereich bleibt.

Ist diese Information versäumt worden, weil der Tumormarker erst postoperativ bestimmt worden ist, dann beträgt die Trefferquote nur noch 50 Prozent und es lohnt sich oft nicht, ihn in der Nachsorge zu erheben. Es gibt jedoch Hinweise darauf, dass Tumorzellen ihr Verhalten ändern und plötzlich anfangen, den Tumormarker zu produzieren, den sie ursprünglich nicht gebildet hatten. Dies würde dann auf eine Progression der Erkrankung hindeuten.

Es ist aber auch unaufrichtig, Tumormarker als wichtig anzusehen, solange sie bis in den Normbereich sinken, und einen Wiederanstieg dann als unbeachtlich abzuqualifizieren. Patienten berichten dann öfter von Ärzten, die ihnen gegenüber Bemerkungen machen wie: »Wir therapieren doch Ihr Befinden und nicht den Tumormarker!« Oder: »Sie fühlen sich doch gut, oder fühlen Sie etwa den erhöhten Tumormarker?« Solche Äußerungen sind unqualifiziert. Hält man den Tumormarker beim Absinken für wichtig und bezeichnet ihn als erfreulich für den therapeutischen Erfolg, dann muss man sich auch mit seinem Anstieg auseinandersetzen.

Für uns Ärzte ist der Umgang mit dem Tumormarker eine große therapeutische Aufgabe, da wir heute Marker zur Verfügung haben, die schon ein biochemisches Rezidiv anzeigen. Das heißt, dass oft mit keinem zur Verfügung stehenden bildgebenden Verfahren der Sitz dieses biochemischen Rezidivs geklärt werden kann, wir aus dem Anstieg des Tumormarkers aber ablesen können, dass ein solches Rezidiv besteht und dass im Laufe der nächsten Monate, allenfalls weniger Jahre ein Rezidiv oder eine Metastasierung auftreten wird.

Für viele schulmedizinisch tätige Kollegen ist zum Beispiel beim Prostatakarzinom ein PSA unter 0,5 völlig zu vernachlässigen, sodass sie erst bei einem weiter erhöhten Tumormarker zu einer Bestrahlungsbehandlung oder zu einer antihormonellen Therapie oder Chemotherapie greifen würden. Für Ärzte, die eine qualifizierte Misteltherapie durchführen, ist aber ein Tumormarker, wie zum Beispiel der PSA, von < 0,01 wichtig, da höhere Werte, schon ab 0,03, ein biochemisches Rezidiv anzeigen und dem Arzt damit deutlich machen, dass die Intensität einer Misteltherapie gesteigert werden oder das Präparat gewechselt werden oder auf Infusionstherapien übergegangen werden muss oder weitere komplementärmedizinische Maßnahmen ergriffen werden müssen. Damit kann dann in vielen Fällen eine Bestrahlungsbehandlung oder eine antihormonelle Therapie oder letztlich eine Chemotherapie vermieden werden.

Störungsmöglichkeiten für die Tumormarker sind zum Beispiel das Rauchen für den CEA-Test, der bei Rauchern immer deutlich erhöht ist. Entzündungen verändern den Tumormarker NPW 22 beim Blasenkarzinom und den CA19-9 bei Tumoren der Leber, der Gallenwege und des Pankreas sowie des Darmes.

Die Misteltherapie verändert lediglich einen heute veralteten Tumormarker, den TPA. Es handelt sich dabei um ein Antigen, das sogenannte Tissue Peptid Antigen (TPA), ein Gewebsantigen. Wenn man an die Lokalreaktion der Misteltherapie mit den entsprechenden Entzündungen im Injektionsbereich denkt, wird deutlich, warum ein solches Gewebsantigen bei einer Misteltherapie erhöht sein kann. Da es sich hierbei aber um einen veralteten Tumormarker handelt, der früher zur Diagnostik des Mammakarzinoms verwandt wurde, ist diese Veränderung zu vernachlässigen und heute nicht mehr relevant.

Insgesamt lässt sich feststellen, dass Immunmarker wie der Eosinophilen-Funktionstest und der Interleukin 2-Rezeptor den Tumormarkern oft in zeitlicher Hinsicht, das heißt durch frühes Ansprechen, als auch in qualitativer Hinsicht, nämlich durch eine bessere Trefferquote, überlegen sind.

## Prolog 2: Einsatz von ISCADOR® M 5 mg spezial und ISCADOR® Qu 5 mg spezial

Vielen Ärzten erscheint die Therapie mit ISCADOR® kompliziert, weil es verschiedene Serien und Sorten, die Einleitungs- und Erhaltungstherapie und verschiedene Wirtsbäume gibt und auch bestimmte Laborkontrollen notwendig sind.

Mit ISCADOR® spezial wird die Handhabung dieser Therapie jetzt sehr viel einfacher für Kollegen, die nur wenige Krebspatienten haben und die sich nicht tiefer in diese Therapie einarbeiten wollen, ihren Patienten aber trotzdem eine suffiziente Krebstherapie anbieten wollen.

Mit den ISCADOR® spezial-Präparaten verfügen wir über ein Präparat, das wirklich als der »Porsche« unter den Krebspräparaten gelten kann, da es rasch wirkt, sehr potent ist, ein Mistelgesamtextrakt ist und zudem über hohe Lektinkonzentrationen verfügt.

Wir haben über die Bedeutung der Lektine ausführlich berichtet. Sie wirken immunstimulierend und gleichzeitig tumorzelltoxisch. Die Kombination dieser beiden Wirkprinzipien ist in der Tumortherapie essenziell. Wir haben auch darauf hingewiesen, dass diese Präparate einen definierten Mistellektingehalt haben, zusätzlich aber die Ganzheit der Inhaltsstoffe aus der Mistelpflanze enthalten ist, zum Beispiel also auch die Viscotoxine. Dies macht dieses Präparat so wertvoll.

ISCADOR® M 5 mg spezial enthält 270 ng Gesamtlektin, ISCADOR® Qu 5 mg spezial 375 ng Gesamtlektin. Damit gehört Letzteres zu den stärksten Mistelpräparaten überhaupt.

Nach langer praktischer Erfahrung sehen wir folgende Indikationen für die ISCADOR® spezial-Präparate:

1. Zur Verstärkung nach Verabreichung der Serie 0, Serienpackung I und Serienpackung II von ISCADOR® M und ISCADOR® Qu.

2. Immer bei einem höhergradigen Lymphknotenbefall, wenn also damit gerechnet werden muss, dass es nicht nur um eine Immunstimulation geht, sondern dass nach der Operation noch Krebszellen im Organismus verblieben sind.
3. Immer bei G3-Tumoren, die ja eine höhere Aggressivität und höhere Wachstumsgeschwindigkeit zeigen.
4. Immer bei hormonnegativen Patienten. Da bei ihnen eine ganze Therapiepalette wegfällt, ist man hier auf eine suffizient wirksame Misteltherapie angewiesen.
5. Bei HER2neu-dreifach-positiv-Patientinnen. Sie gelten – wie wir ausgeführt haben – als gefährdet, weil sie einen aggressiven Tumor haben.
6. Immer dann, wenn eine Lymphangiosis carcinomatosa vorliegt oder Einbrüche in das Lymphgefäßsystem im histopathologischen Befund beschrieben sind. Dieser Befund muss deshalb aufmerksam gelesen werden.
7. Bei einer beginnenden Kachexie mit nachlassendem Appetit lässt sich unter den Spezial-Präparaten oft eine Umkehr erreichen.
8. Beim ausgeprägten Tumor-Fatigue-Syndrom zeigen die Spezial-Präparate bessere Erfolge, es muss jedoch vorgetestet werden. Für manche Fatigue-Patienten sind die Spezial-Präparate zu stark, deswegen sollte zunächst nur eine Packung rezeptiert werden; schon nach drei, vier Injektionen berichtet der Patient entweder über eine Besserung des Fatigue-Syndroms oder aber über eine Verschlechterung seiner Beschwerden. Die »Non-Responder« müssen wieder der »normalen« Misteltherapie zugeführt werden.
9. Bei vielen Krebspatienten ist der Wärmeorganismus nachhaltig gestört. Sie haben eine flache Temperaturkurve, das heißt keinen rhythmischen Verlauf zwischen der Morgen- und der Abendtemperatur. Sie fühlen sich kalt an, berichten auch über kalte Hände und Füße und frösteln schnell.

Diese Patienten kann man gut mit ISCADOR® Qu oder ISCADOR® M 5 mg spezial durchwärmen.

10. Ist man mit der »normalen« Misteltherapie bezüglich des immunologischen oder des klinischen Erfolges nicht zufrieden, ist es manchmal hilfreich, zwei bis drei Packungen ISCADOR® spezial als Intervalltherapie zu verabreichen. Die höhere Lektinkonzentration bewirkt manchmal, dass eine Immunblockade oder auch eine Therapieblockade beim Patienten gelöst wird. Man kann danach wieder auf die »normale« Misteltherapie zurückgehen.

Generell ist beim Einsatz der Spezial-Präparate darauf zu achten, dass der Kalziumblutspiegel normal ist. Wir haben ausgeführt, dass die Lektinwirkung, insbesondere der Transport einer Mistellektinkette zu den Ribosomen, vom Kalziumspiegel abhängig ist. Ohne einen ausreichenden Kalziumspiegel zeigen die Spezial-Präparate eine deutlich reduzierte Wirkungsweise.

Zunächst sollte versucht werden, die Präparate geschlechtsspezifisch zu geben, das heißt bei Tumoren des männlichen Patienten ISCADOR® Qu 5 mg spezial, bei Patientinnen das ISCADOR® M 5 mg spezial.

Diese Präparate können allerdings auch getauscht werden. So setzen wir zum Beispiel in dramatischen Tumorsituationen das ISCADOR® Qu 5 mg spezial auch bei weiblichen Patienten ein, da es die höchste Lektinkonzentration hat und immer dann von uns gewählt wird, wenn eine rasche Immunstimulation notwendig ist und gleichzeitig eine Tumorzellhemmung bewirkt werden soll. Dies ist zum Beispiel regelmäßig beim Pankreaskarzinom der Fall.

Unbedingt notwendig ist es, zu Beginn der Therapie zwei Packungen der Serie 0 des jeweiligen Wirtsbaumes zu verordnen. Ohne diese Vorbehandlung kann es zu massiven Unverträglichkeitesreaktionen wie zum Beispiel heftigen Rötungen im Bereich der Injektionsstelle kommen. Die Serie 0 als Vorbehandlung ist unerlässlich.

Nach zwei Packungen der Serie 0, dreimal wöchentlich gespritzt, wird eine Woche Pause eingelegt, dann auf das jeweilige ISCADOR® spezial-Präparat übergegangen. Bei sehr empfindlichen Patienten, bei denen eine Allergieneigung bekannt ist, insbesondere bei Patientinnen mit einem hellen Teint und rotblonden Haaren, sollte man von den ersten drei Ampullen von ISCADOR®-spezial nur die Hälfte injizieren. Die andere Hälfte ist zu verwerfen, da nicht nur die Sterilität über längere Zeit nicht gegeben ist, wenn das Präparat in der geöffneten Ampulle verbleibt, sondern auch die empfindlichen Lektine nach Luftkontakt innerhalb kurzer Zeit ihre Wirksamkeit verlieren.

Ist die Verträglichkeit nach dreimal einer halben Ampulle gut, kann auf eine ganze Ampulle übergegangen werden. Zeigen sich doch dann noch deutliche Rötungen im Bereich der Injektionsstelle, sollte ganz langsam gesteigert werden. So wird zum Beispiel zunächst von einer Packung nur die Hälfte des Apulleninhalts (0,5 ml) gespritzt, anschließend wird auf 0,6 ml, 0,7 ml und 0,8 ml übergegangen, bis dann schlussendlich 1 ml erreicht ist.

Auch hier gilt, dass die Patienten auf die möglichen Rötungen aufmerksam gemacht werden müssen. Patienten, die verstehen, dass es jetzt auf die rasche Dosierungssteigerung ankommt, sind auch bereit, die entsprechenden Nebenwirkungen zu ertragen. Viele wollen einfach ihre Krebskrankheit überwinden und erschrecken viel weniger als ihre Ärzte über die Rötungen an der Injektionsstelle.

Bezüglich der weiteren Therapie gilt das Gleiche, wie schon bei den »normalen« ISCADOR®-Präparaten ausgeführt. Nach jeweils 14 Injektionen kann eine Woche Pause eingelegt werden. So wird über zwei Jahre hinaus therapiert, dann können die Pausen verlängert werden.

Hinsichtlich der Therapiedauer ergeben sich keine Änderungen.

Laborkontrollen sind notwendig, wie bei den anderen Mistelpräparaten auch. Wir würden in jedem Fall empfehlen, das Differentialblutbild mit Leukozyten, Lymphozyten und eosinophilen Granulozyten zu Beginn und im weiteren Verlauf durchzuführen, ebenso den Interleukin 2-Rezeptor und den EFT-Test.

Bei den Spezial-Präparaten kommt dann noch die Misteldifferenzierungstest-Kontrolle hinzu, wie wir sie beschrieben haben. Dabei wird untersucht, ob der Patient auf dieses spezielle Mistelpräparat reagiert oder ob die Reaktion bereits nachlässt.

Wir haben ausgeführt, dass aufgrund des hohen Lektingehaltes der Spezial-Präparate eine Gewöhnung des Organismus an dieses Präparat relativ rasch erfolgen kann. Es wirkt manchmal sehr rasch und sehr stark, aber nicht sehr lange. Deswegen ist nach unserer Auffassung eine MDT-Kontrolle unerlässlich, die alle drei Monate durchgeführt werden sollte und mit einem Preis von 9 € sehr preisgünstig ist.

Man sollte nicht so lange warten, bis das Immunsystem einen Einbruch zeigt, um zu realisieren, dass das eingesetzte Präparat nicht mehr ausreichend wirkt, sondern bei nachlassender Wirksamkeit rechtzeitig auf ein anderes Mistelpräparat wechseln.

Dabei kann nicht ohne Weiteres von ISCADOR® M 5 mg spezial auf ISCADOR® Qu 5 mg spezial übergegangen werden. Da es sich um einen Wechsel der Mistelsorte handelt, ist zu beachten, dass zunächst zweimal ISCADOR® Serie 0 des jeweiligen Wirtsbaums genommen wird, um Unverträglichkeitsreaktionen zu vermeiden. Also bitte kein direkter Übergang von ISCADOR® M 5 mg spezial auf ISCADOR® Qu 5 mg spezial oder umgekehrt!

Wenn wir unsere klinischen Erfahrungen der letzten 25

Jahre sichten und insbesondere auf den Einsatz der ISCADOR® spezial-Präparate in den letzten 10 Jahren schauen, können wir feststellen, dass insbesondere die Rate der kompletten Remissionen, der Teilremissionen, aber auch der Stable-Disease-Fälle unter der Spezial-Therapie deutlich höher ist als bei den »normalen« Mistelpräparaten. Auch der immunstimulatorische Effekt ist stärker ausgeprägt und wird erheblich schneller erreicht.

So sind in unserer Praxis diese Spezial-Präparate unverzichtbar geworden.

## Praktische Beispiele für die therapeutische Vorgehensweise

Wir werden im Folgenden Patienten aus unserer Praxis schildern, die uns die entsprechenden Unterlagen über ihre Operation und Therapie mitgebracht haben, und werden daran erläutern, wie eine Therapie mit Mistelpräparaten, aber auch mit anderen Methoden der komplementären Krebstherapie und eventuell mit Zusatztherapien aus dem Bereich der anthroposophisch erweiterten Medizin (AEM) kombiniert werden kann.

Es soll so einmal dargestellt werden, wie strukturiert vorgegangen werden kann und welche Bedeutung die Tumorformel für die Misteltherapie und auch für die onkologische Basistherapie (Operation, Chemotherapie, Bestrahlungsbehandlung, antihormonelle Therapie oder Antikörpertherapie) hat.

Die Patienten werden nach folgendem Grundschema vorgestellt:

1. Tumorformel nach TNM-Grading, HER2neu-Status, Hormonrezeptoren.
2. Bedeutung der Tumorformel für die durchzuführende Misteltherapie wird erklärt. Dabei muss auf die Risiken im individuellen Falle eingegangen werden.

3. Schilderung der onkologischen Basistherapie mit ihren Auswirkungen.
4. Daraus wird abgeleitet, welche Bedeutung diese Therapien für die Misteltherapie haben kann.
5. Erläuterung der durchgeführten Immundiagnostik als Ausgangspunkt für die weitere Therapie.
6. Aufgrund der vorliegenden Daten wird das geeignete Mistelpräparat ausgewählt; dabei wird das Ergebnis des Misteldifferenzierungstests zugrunde gelegt und versucht, aufgrund der Richtlinien für die Behandlung mit ISCADOR® das geeignete Präparat anzuwenden.
7. Beschreibung der sogenannten »Wesensglieder« des Patienten, gemeint sind die Kraftsysteme, die einem geschulten anthroposophischen Arzt zugänglich sind und die für eine eventuelle Zusatztherapie wichtig sind.
8. Wichtig ist auch das psychosoziale Umfeld, weil es zum Teil über die Stärke der Misteltherapie und über ihre Dauer mitentscheidet. Außerdem werden hier eventuell Zusatzmedikamente notwendig, die immundepressiv sein könnten.
9. Erfahrungen, die mit der Einbeziehung von Therapieangeboten aus dem Bereich der anthroposophisch erweiterten Medizin im Sinne der künstlerischen Therapien oder auch der medikamentösen Therapie.
10. Bei vielen Patienten ist es notwendig, diese Methoden mit weiteren Methoden der komplementären Krebstherapie (KKT) zu kombinieren.
11. Verlauf der Krebserkrankung und die Modifizierung der entsprechenden Therapien.

Dieses Grundschema wollen wir den Fallbeispielen verschiedener Patienten bei den Tumorentitäten zugrunde legen, die am häufigsten in der Praxis vorkommen.

# A) Mammakarzinom

## 1. Unkompliziertes Mammakarzinom

Mit einem »unkomplizierten« Mammakarzinom ist hier ein Mammakarzinom mit einer guten Ausgangslage, einer günstigen Tumorformel und günstigen Begleitumständen gemeint. Dennoch ist natürlich die Krebsdiagnose für jeden Patienten gravierend und nicht unkompliziert, da sein Leben durch die Angst, die mit dieser Erkrankung verbunden ist, und durch die Reaktionen seines psychosozialen Umfelds und nicht zuletzt durch die Tumortherapie komplett verändert wird.

1.1 Tumorformel: $T_2$ / $N_0$ (Sentinel), $M_0$, $G_1$, Hormonrezeptoren negativ, HER2neu negativ.

1.2 Es handelt sich bei dieser Patientin um ein relativ günstiges Tumorstadium ohne Lymphknotenbefall, allerdings muss die Kontrolle des Sentinel-Lymphknotens mit einem Fragezeichen versehen werden. Nachdem eine Zeit lang, wie eine Modeerscheinung, in allen Kliniken nur der Sentinel-Lymphknoten entfernt wurde und man darauf vertraute, dass dieser Wächter-Lymphknoten repräsentativ für die Lymphknotenmetastasierung sei, gehen die Kliniken jetzt zunehmend dazu über, sowohl den Sentinel-Lymphknoten als auch die Lymphknoten zu entnehmen, die dem Operateur verdächtig erscheinen. Dieses Vorgehen ist meiner Ansicht nach deutlich besser, da wir eine ganze Reihe von Fällen erlebt haben, in denen der Sentinel-Lymphknoten negativ war, die zusätzlich entnommenen Lymphknoten aber befallen waren.

Das Grading war im vorliegenden Fall mit $G_1$ relativ günstig, bedeutet aber für die Misteltherapie, dass ein langer und langsamer Verlauf bevorstehen kann, da gerade Patienten aus diesem Bereich noch nach vielen Jahren metastasieren. Es sei an die Merkbrücke 4711 (Metastasierungshäufung nach 4, 7 und 11 Jahren!) erinnert. Das HER2neu war negativ, unterstreicht damit den $G_1$-Status; es handelte sich um ein nicht schnell wachsendes, nicht aggressives Karzinom. Für die Misteltherapie ergibt sich daraus, dass wir hier zum Beispiel keine Spezial-Präparate einsetzen würden, da keine Lymphangiosis carcinomatosa berichtet wird, keine Lymphknoten befallen sind und die Aggressivität des Tumors relativ niedrig ist. Wir würden uns hier die Spezial-Präparate eher für den weiteren Verlauf aufsparen.

1.3 Als onkologische Basistherapie wurde bei der Patientin eine brusterhaltende Therapie (BET) durchgeführt, weiterhin wurde sie nachbestrahlt. Eine antihormonelle Therapie erfolgte bei negativem Rezeptorstatus nicht. Der Erfolg einer Chemotherapie wurde mit unter 10 Prozent Senkung der Rezidivhäufigkeit gesehen und damit von der Patientin abgelehnt.

1.4 Die Misteltherapie wurde unmittelbar postoperativ begonnen und während der Bestrahlungsbehandlung weitergeführt, wobei die dadurch ausgeprägte Immundepression nicht verhindert werden konnte, da die Behandlungszeit bei uns vor Beginn der Bestrahlungen zu kurz gewesen war. Die Misteltherapie muss bei dieser Patientin langfristig weitergeführt werden, weil sich aus dem $G_1$-Status ein langwieriger Tumorverlauf ergeben wird.

1.5 Bei der Patientin zeigte sich eine deutliche Lymphopenie mit Lymphozyten um 1000, die eosinophilen Granulozyten waren auf 150 erniedrigt, der Eosinophilen-Funktionstest mit 6 (= sehr schlecht) massiv blockiert.

1.6 Es handelte sich um eine 42-jährige Patientin vor der Menopause. Nach den Richtlinien für die Krebstherapie mit ISCADOR® würde die Patientin mit ISCADOR® M behandelt. Hierfür würde zweimal Serie 0 zum Einsatz kommen, dann nach einer Woche Pause der Übergang auf Serie I, nach Immundiagnostik Serie I als Erhaltungstherapie oder eventuell Serie II bei einer stärker notwendigen Immunstimulation.

Durch den Misteldifferenzierungstest wurde für diese Patientin ISCADOR® P ausgewählt. Wir sind in gleicher Weise verfahren und haben mit zweimal Serie 0 begonnen, nach einer Woche Pause erfolgte der Übergang auf Serie I. Nach acht Wochen wurde auf Serie II gesteigert, da während der jetzt laufenden Bestrahlungsbehandlung die Leukozyten zwar im Normbereich waren, die Lymphozyten aber einen ungenügenden Anstieg auf 1500 und der Eosinophilen-Funktionstest einen Anstieg auf lediglich 4 (= ausreichend) zeigten.

1.7 Es handelte sich um eine Patientin, die immer kalt war und fröstelte, keine Aufrichtekraft zeigte, depressiv war bezüglich ihrer Krebserkrankung und keinen Mut für die Zukunft hatte. Sie ist hypoton, bewegungsarm, leicht adipös und wirkt venös gestaut. Sie zeigt damit im Bereich der höheren Wesensglieder sowohl im Bereich des Ätherleibes als auch des Astralleibes und im Bereich der Ich-Organisation Defizite, die durch Therapieangebote ausgeglichen werden sollen.

1.8 Die Patientin ist verheiratet, die Ehe ist belastet durch Lieblosigkeit, Kinderwunsch besteht nicht, es sind auch keine Kinder vorhanden. Sie ist berufstätig als Sachbearbeiterin in der Versicherungsbranche ohne Identifikation mit dem Beruf und lediglich mit der Motivation, Geld zu verdienen.

1.9 Aus dem Bereich der anthroposophisch erweiterten Medizin haben wir für die Patientin folgende Medikamente ausgewählt:

a) Aurum/Cardiodoron® comp. (Weleda), um Rhythmusstörungen im Organismus einschließlich der hypotonen Kreislaufregulation zu beheben und mit dem im Medikament enthaltenen Aurum metallicum praeparatum eine seelische Stabilisierung zu erreichen.

b) Hepatodoron®-Tabletten (Weleda). Hiermit werden Leberrhythmen und Entgiftungsfunktionen gestärkt.

Weiterhin wurde der Patientin Heileurythmie verordnet, um die Aufrichtekraft und die Passivität im Bereich der Ich-Organisation therapeutisch anzugehen.

1.10 Zusätzlich wurde der Patientin empfohlen, Visualisierungsübungen nach Simonton durchzuführen. Dieses strukturierte Programm bringt den Patienten dazu, sich mit seiner Krankheit auseinanderzusetzen, sein Umfeld und seine Beziehung zur Umwelt zu betrachten und sich durch Übungen in seiner Krankheitssituation und in seiner Umwelt zu stabilisieren. Während der Bestrahlungsbehandlung wurden $O_2$-Inhalationen verabreicht. Es ist bekannt, dass die Sauerstoffinhalation mit gleichzeitiger Ionisation des Sauerstoffes die Nebenwirkungen der Bestrahlung deutlich reduziert.

1.11 Die Patientin reagierte relativ gut auf die Misteltherapie. Zwei Jahre lang wurde sie mit ISCADOR® P Serie II behandelt mit jeweils ein bis zwei Wochen Pause nach 14 Injektionen. Der Interleukin 2-Rezeptor stieg auf Werte um 2500 an bei einem EFT von 2, Lymphozyten von 2000 bei normaler Leukozytenzahl und eosinophile Granulozyten um 400. Die veranlagte Depression führte letztlich in eine Gesprächstherapie, die erfolgreich nach 20 Sitzungen abgeschlossen werden konnte. Bei einer Nachbeobachtungszeit von jetzt sechs Jahren ist eine Heilungsbewährung eingetreten, Komplikationen der Tumorerkrankung sind nicht aufgetreten, nach fünf Jahren wurde die Misteltherapie beendet.

## 2. Aggressives Mammakarzinom

2.1 Die Tumorformel bei dieser Patientin: $T_3$, $N_1$, $M_0$, $G_3$. Hormonrezeptoren stark positiv, HER2neu dreifach positiv.

2.2 Die Tumorformel zeigt ein aggressives Karzinom mit Lymphknotenbefall, der histopathologische Befund eine Lymphangiosis carcinomatosa. Das hohe Grading in Verbindung mit dem dreifach positiven HER2neu weist auf einen schnell wachsenden Tumor, der einer entsprechenden Behandlung bedurfte. Für die Misteltherapie musste davon ausgegangen werden, dass bei diesem aggressiven Tumor eine rasche Immunstimulation vonnöten war. Da Lymphknoten befallen waren, musste eine bestimmte Lektinmenge im entsprechenden Mistelpräparat enthalten sein. Die Prognose bei dieser Patientin war relativ schlecht, die Fünf-Jahres- oder die Zehn-Jahres-Überlebensrate lag bei 60 Prozent, sie muss langfristig nachbeobachtet werden.

2.3 Als onkologische Basistherapie wurden Operation, Nachbestrahlung, Chemotherapie mit sechsmaligem FEC-Schema durchgeführt, die Chemotherapie wurde mit Herceptin® alle vier Wochen kombiniert, nach Abschluss der chemotherapeutischen Behandlung wurde die Patientin auf den Aromatasehemmer Femara® eingestellt.

2.4 Die Chemotherapie bedeutet eine massive Immundepression, die das vorliegende Immunversagen noch verstärkt. Es musste also versucht werden, mit der Misteltherapie gegen diese immundepressive Therapie anzugehen. Herceptin® wirkt zusätzlich immundepressiv, desgleichen der Aromatasehemmer, der für mindestens fünf Jahre eingesetzt wird. Die Misteltherapie muss also hinsichtlich ihrer Stärke und Wirkdauer kontrolliert werden.

2.5 Die Immundiagnostik postoperativ ergab eine Leukopenie bei 3500, eine Lymphopenie bei 1000, eosinophile Granulozyten unter 100. Der Eosinophilen-Funktionstest war 5 (= mangelhaft), der Interleukin 2-Rezeptor mit 800 massiv erniedrigt.

2.6 Es handelte sich um eine 59-jährige Patientin in der Menopause. Nach den Richtlinien für die Behandlung mit ISCADOR® würde die Therapie mit ISCADOR® P durchgeführt werden, nach dem üblichen Schema P Serie 0 zweimal, dann Übergang auf Serie I und eventuell auf Serie II mit jeweils einer Woche Pause nach 14 Injektionen für die ersten zwei Jahre.

Der Misteldifferenzierungstest ergab bei dieser Patientin jedoch das Präparat ISCADOR® Qu 5 mg spezial, deshalb wurde mit zweimal ISCADOR® Qu Serie 0 therapiert und nach einer Woche Pause auf ISCADOR® Qu 5 mg spezial übergegangen. Diese Therapie wurde ein Jahr fortgesetzt, danach zeigte sich ein Nachlassen der Immunstimulation und bei der MDT-Kontrolle ergab sich ebenso ein Nachlassen der Wirkung dieses Präparates, sodass nach einem erneuten Misteldifferenzierungstest auf ISCADOR® M 5 mg spezial übergegangen wurde, das für weitere zwei Jahre bei der Patientin eine entsprechende Immunstimulation zeigte. Nach diesen zwei Jahren trat wiederum ein Nachlassen der Mistelwirkung ein, ein erneuter Misteldifferenzierungstest zeigte diesmal die beste Reaktion auf Helixor® P, deshalb wurde die Therapie entsprechend umgestellt und konsekutiv mit Helixor® P Serie I, II und letztlich Serie IV fortgeführt.

2.7 Die Patientin ist sehr realitätsfern, sie lacht öfters gekünstelt, negiert die Bedrohung durch diese Erkrankung und hat sich vorgenommen, sie zu überwinden, genauso wie es ihre Mutter vor 20 Jahren getan habe. Sie realisiert aber nicht, dass die Mutter in einem sehr viel besseren Stadium war. Die Schwierigkeit lag darin, der Patientin diese Situation klarzumachen, ohne Angst auszulösen. Dies ist oft ein therapeutisches Dilemma und kann bei falscher Gesprächsführung leicht schiefgehen. Ansonsten ist die Patientin überwärmt, leicht schwitzend, hyperton und klagt über Schlafstörungen. Sie ist leptosom, mager und zeigt große Unsicherheiten im Umgang mit anderen Menschen. Auch hier sind die Wesensglieder deutlich gestört, insbesondere eine Ich-Stärkung muss erfolgen, um der Patientin die Unsicherheit im Umgang mit ihrer Erkrankung und mit ihrer Umwelt zu nehmen.

2.8 Die Patientin ist verheiratet, die Ehe wird als gut beschrieben, es sind zwei fast erwachsene Kinder vorhanden. Die Patientin ist nicht berufstätig, sie ist mit ihrem Leben und ihrem familiären Umfeld zufrieden.

2.9 Aus dem Bereich der anthroposophischen Medizin wurde die Patientin der Heileurythmie zugeführt, um die Störung im Bereich ihrer Wesensglieder therapeutisch anzugehen. Medikamentös wurde eine Metastasierungsprophylaxe eingesetzt, die wir im Folgenden näher beschreiben wollen. Diese bestand aus Hepatodoron®-Tabletten, Formica D6 als Dilution sowie zweimal wöchentlich Cerussit und Pyromorphit D8 (Weleda) als Injektion zur Prophylaxe einer Knochenmetastasierung.

2.10 Die Patientin erhielt während ihrer Bestrahlungsbehandlung eine inhalative Sauerstofftherapie zur Reduktion der Nebenwirkungen und im Verlauf der Krebskrankheit bei nachlassendem Immunsystem zweimal wöchentlich Vitamin C-Hochdosisinfusionen mit jeweils 15 g Vitamin C der Firma Pascoe.

2.11 Die Nachtherapie bzw. Nachsorge der Patientin beträgt jetzt acht Jahre. Trotz der ursprünglich schlechten Prognose ist kein Rezidiv aufgetreten. Die Misteltherapie wurde jetzt eingestellt, da trotz Pause von bis zu sechs Wochen kein Einbruch des Immunsystems erfolgte. Es werden aber sechsmonatige Immunkontrollen gemacht. Die Patientin ist darüber informiert, dass sie sich bei Schicksalsschlägen oder massiv immundepressiv wirkenden Ereignissen meldet, um eine Immundiagnostik durchführen zu lassen.

Insgesamt handelt es sich hier um einen sehr günstigen Verlauf, der primär so nicht erwartet werden konnte.

## 3. Metastasierendes Mammakarzinom

Das metastasierende Mammakarzinom scheint deutlich zuzunehmen, wir haben eine ganze Anzahl von Patientinnen, die schon bei der Primärdiagnostik eine Tumorzell-Aussaat haben, sodass die Prognose von vornherein sehr schlecht ist und oft von einer palliativen Situation gesprochen wird.

3.1 Die Tumorformel bei dieser Patientin: $T_3$, $N_1$, $M_1$ (Leber). Hormonrezeptoren negativ, HER2neu negativ, $G_2$.

3.2 Diese Tumorformel bedeutet, dass bei diesem aggressiven Karzinom auch bezüglich der Misteltherapie aggressiv therapeutisch vorgegangen werden muss. Hier würden sich insbesondere die Spezial-Präparate anbieten, wenn die Patientin darauf positiv getestet würde. Da die Leber befallen war, musste zusätzlich eine Lebertherapie stattfinden. Die erwartungsgemäß lang dauernde Chemotherapie musste durch eine entsprechende Misteltherapie unterstützt werden. Da diese sehr hoch dosiert sein musste, war auch damit zu rechnen, dass sie sich innerhalb einer bestimmten Zeit erschöpft und das Mistelpräparat gewechselt werden muss. Es sollte auch daran gedacht werden, gleich mit einer Zusatztherapie aus dem Bereich der komplementären Krebstherapie zu beginnen.

3.3 Als onkologische Basistherapie wurde bei der Patientin eine Operation vorgenommen. Die solitäre Lebermetastase wurde mit einer Laserbehandlung zerstört. Bei negativen Hormonrezeptoren und negativem HER2neu blieb die Chemotherapie die alleinige therapeutische Maßnahme nach einer lokalen Bestrahlung der Brust, die trotz eines $T_3$-Befalls noch brusterhaltend operiert wurde. Als Chemotherapie wurde bei der Patientin das TAC-Schema mit Docetaxel, Adriamycin und Cyclophosphamid eingesetzt. Nachdem eine erneute Lebermetastasierung aufgetreten war, wurde im weiteren Verlauf auf Taxofere® Monotherapie umgestellt.

3.4 Die starke chemotherapeutische Behandlung bedingte eine starke immunstimulierende Antwort. Der Lymphknotenbefall und die Fernmetastasierung zeigten die Generalisierung der Krebskrankheit an, sodass von Anfang an der gesamte mögliche Einsatz sowohl der Misteltherapie, der anthroposophisch erweiterten Medizin als auch anderer komplementär-medizinischer Behandlungen gewählt werden musste.

3.5 Die Patientin hatte, wie bei vielen Krebspatienten üblich, eine Leukopenie, Lymphopenie, eine Reduktion der eosinophilen Granulozyten unter 100, einen EFT-Test mit 6 (= sehr schlecht) sowie einen Interleukin 2-Rezeptor, der auf 8000 erhöht war. Dies wurde so interpretiert, dass offensichtlich der Organismus in letzter Sekunde »gemerkt« hatte, dass er therapeutisch agieren musste und deshalb eine Vielzahl von Immunzellen gebildet wurden, die aber durch die vorliegende Immunblockade (ausgedrückt durch den schlechten EFT-Test) zu keiner therapeutischen Konsequenz führten. Für die Misteltherapie bedeutete dies, dass trotzdem sehr hoch stimuliert werden musste, da wir es ja mit einer Überstimulation zu tun hatten, die in den Normbereich zurückgeführt werden musste.

3.6 Es handelte sich um eine 59-jährige Patientin in der Postmenopause. Nach den Richtlinien würde sie mit ISCADOR® P behandelt, wie üblich mit zweimal Serie 0, Übergang auf Serie I und eventuell Serie II und keinen größeren Pausen zwischen den Injektionspackungen, da es sich um ein metastasierendes Karzinom handelte. Der Misteldifferenzierungstest ergab bei dieser Patientin aber ISCADOR® Qu 5 mg spezial. Dies kam mir als behandelndem Arzt sehr zupass, da ich sowohl eine schnelle Immunstimulation bewirken als auch ein Präparat einsetzen wollte, das über eine entsprechende Lektinmenge verfügt.

3.7 Die Patientin war sehr ängstlich, sie war sich der schlechten Prognose bewusst und glaubte nicht an eine Gesundung. Dies wurde auch noch von dem behandelnden Onkologen unterstützt, indem er ihr immer wieder klarmachte, dass sie sich in einer palliativen Situation befinden würde. Diese Aussage bedrückte die Patientin sehr, sie war sehr depressiv, müde, ausgelaugt, hatte tiefe Augenringe und eine ödematöse Schwellung des Armes auf der operierten Seite. Es lag ein ausgeprägtes Tumor-Fatigue-Syndrom vor, das sicher durch die Grundkrankheit, die Lebermetastasierung, aber auch die palliative Situation und die entsprechenden Ausführungen darüber ausgelöst worden war. Darüber hinaus wurden bei der Patientin ein Diabetes mellitus, ein Hypertonus und eine Polyarthrose im Bereich der großen Gelenke als Begleitdiagnosen festgestellt.

Sämtliche Wesensglieder waren gestört und sicher durch die Krebskrankheit zusätzlich negativ verändert. Es war von vornherein klar, dass die Patientin außer der onkologischen Basistherapie einer Vielzahl anderer Therapien bedurfte, um eine Chance zu haben.

3.8 Die Patientin war verwitwet, der Ehemann vor zwei Jahren verstorben. Kinder waren keine vorhanden. Sie war aufgrund der Polyarthrose frühberentet. Einen großen Freundeskreis verneinte sie und schilderte sich selbst als sehr einsam.

3.9 Wir haben der Patientin zusätzlich zur Misteltherapie primär eine Metastasierungsprophylaxe verordnet. Diese bestand aus Hepatadoron®, Cerrusit und Pyromorphit D8 sowie Formica D6. Weiterhin erhielt sie Aurum metallicum praeparatum D8 als Injektion, da dieses Präparat für die Behandlung von Depressionen sehr gut geeignet ist. Außerdem empfahlen wir der Patientin eine Maltherapie und Heileurythmie, um die Verhärtungstendenzen und die Störung im Bereich der Ich-Organisation therapeutisch anzugehen. Aus finanziellen Gründen war das leider nicht möglich.

3.10 Aus dem Bereich der komplementären Krebstherapie verordneten wir während der Bestrahlungsbehandlung und der Chemotherapie $O_2$-Inhalationen, um die Durchblutung im Tumorgebiet zu fördern und damit entsprechend hohe Konzentrationen der Chemotherapie, aber auch der Misteltherapie an den Wirkort zu bringen. Weiterhin wurden im Verlauf Vitamin C-Infusionen sowie eine Thymustherapie durchgeführt.

3.11 Die Patientin überlebte diese Therapie vier Jahre und verstarb dann an einer ausgeprägten Lebermetastasierung. Ihre Prognose war erheblich kürzer gewesen, sie hatte trotz langjähriger Chemotherapie eine gute Lebensqualität. Die Misteltherapie wurde mit ISCADOR® Qu 5 mg spezial begonnen, nach einem Jahr auf ISCADOR® M5 mg spezial umgestellt, nach weiteren 1,5 Jahren mit AbnobaViscum® Fraxini fortgeführt. Die jeweiligen Präparate wurden durch den Misteldifferenzierungstest gefunden und zeigten nach vorangegangenem Immundefizit jedes Mal eine deutliche Immunstimulation.

Die Lebensqualität unter der jeweiligen Misteltherapie war sehr gut. Die Patientin spürte jeweils früher als der Immuntest ein Nachlassen der Mistelwirkung und bat dann selbst darum, einen neuen Misteldifferenzierungstest zu machen, da sie der Meinung war, dass das Präparat keine Wirksamkeit mehr hatte.

Die Thymustherapie wurde mit ThymUvocal® zweimal wöchentlich durchgeführt, wobei nach jeweils zehn Ampullen vier Wochen Pause eingelegt wurden. Die Vitamin C-Therapie wurde in den Thymuspausen vorgenommen mit zweimal wöchentlich einer Infusion mit 15 g Vitamin C der Firma Pascoe.

Durch die Progredienz der Tumorerkrankung war dies insgesamt ein sehr belastender Verlauf für die an der Therapie beteiligten Ärzte und Helferinnen, da die Patientin häufig in der Sprechstunde war, um die anstehenden Probleme zu besprechen oder die entsprechenden Infusionstherapien zu bekommen, und so eine Schicksalsgemeinschaft zwischen der Patientin und den sie betreuenden Menschen entstand.

Es ist immer eine Gratwanderung für den behandelnden Arzt, genügend Empathie für den Patienten aufzubringen, um entsprechend therapieren zu können, sich gleichzeitig aber auch zu schützen vor einem zu starken Mitleiden, weil dies die Therapiefähigkeit einschränkt und massiv therapeutische Kraft kostet, die dann den anderen Patienten nicht zur Verfügung steht.

Es sei hier daran erinnert, wie wir es verschiedentlich ausgeführt haben, dass man als behandelnder onkologisch tätiger

Arzt auch an die eigene Kraft denken und einem Burnout-Syndrom durch eine entsprechende Praxisorganisation und auch durch verschiedene Therapien vorbeugen muss, wie sie aus der Psychoneuroimmunologie, der anthroposophisch erweiterten Medizin und der komplementären Krebstherapie bekannt sind. Jeder Arzt sollte auch einmal bei sich selbst einen Immunstatus durchführen und rechtzeitig auf die entsprechenden Veränderungen reagieren und eine solche Diagnostik nicht nur bei seinen Patienten veranlassen!

## B) Kolonkarzinom

Das Kolonkarzinom nimmt an Häufigkeit deutlich zu. Insgesamt lässt sich feststellen, dass immer mehr Polypen als Vorstufen onkologischer Erkrankungen an verschiedenen Lokalisationen auftreten. Dies fällt auch bei der Sonografie in einer onkologischen Praxis auf; so haben wir zum Beispiel im Bereich der Gallenblase Polypen früher ein- bis zweimal jährlich gesehen, jetzt sind solche Polypen einmal wöchentlich zu diagnostizieren. Im Bereich der Gallenblase ist diese Polyposis gut zu beobachten und bei einem Wachstum der entsprechenden Therapie zuzuführen. Die anderen Polypenlokalisationen gerade im Bereich des Darmes sind jedoch nur der Koloskopie zugänglich. Deswegen muss zur Vorsorgeuntersuchung geraten werden.

Die Häufigkeit der Tumoren im Colon ascendens nimmt zu, damit aber auch die Lebermetastasierung, was mit der Blutversorgung zu erklären ist.

## 1. Unkompliziertes Kolonkarzinom

1.1 Tumorformel: $T_2$, $N_0$, $M_0$, $G_3$.

1.2 Es handelt sich um ein frühzeitig entdecktes Kolonkarzinom im Colon ascendens. Die $T_2$-Situation bedeutet jedoch bereits die Infiltration der Muscularis propria, was als Warnsignal zu verstehen ist. Das Grading ist relativ aggressiv. Bezüglich der Misteltherapie kann hier mit dem normalen Schema verfahren werden; eine aggressive Misteltherapie ist nicht notwendig, sie sollte für eine eventuell spätere Therapienotwendigkeit aufgespart werden.

1.3 Als onkologische Basistherapie wurde die Operation durchgeführt, anschließend eine Chemotherapie nach dem FolFox4-Schema mit Folinsäure, Oxaliplatin sowie 5-Flourauracil. Es wurden sechs solcher Zyklen vorgenommen.

1.4 Die Chemotherapie wirkt relativ stark immundepressiv. Deshalb ist währenddessen mit einer starken Misteltherapie zu behandeln, danach kann (gemäß dem Immunstatus) etwas weniger stark therapiert werden.

1.5 Bezüglich der Immundiagnostik war die Anzahl der Leukozyten im Normbereich, die Lymphozyten waren ebenfalls bei 2000 im Normbereich, die eosinophilen Granulozyten waren auf 150 reduziert. Der Interleukin 2-Rezeptor betrug 2500 und war damit im Normbereich. Der Eosinophilen-Funktionstest jedoch war auf 6 (= sehr schlecht) reduziert und zeigte eine völlige Immunblockade an.

1.6 Nach den Richtlinien würde der 63jährige Patient mit ISCADOR® Qu behandelt. Beginnend mit ISCADOR® Qu Serie 0 zweimal, nachfolgend mit ISCADOR® Serie I und anschließend Serie II mit jeweils einer Woche Pause nach 14 Injektionen. Der Misteldifferenzierungstest zeigte ebenfalls ISCADOR® Qu und als Therapieoption ISCADOR® Qu 5 mg spezial an.

1.7 Der Patient hatte keine anderen Erkrankungen, er zeigte keinerlei Auffälligkeiten im Bereich der Wesensglieder-Diagnostik.

1.8 Der Patient war soeben in den Frühruhestand gegangen. Er ist verheiratet, die Ehe wird als gut geschildert. Die zwei Kinder sind erwachsen und haben eine gute Berufsausbildung hinter sich. Er selbst war als Sachbearbeiter tätig gewesen, Stress wird verneint, die Ernährungsgewohnheiten waren normal. Risikofaktoren waren nicht erkennbar. Eine Vorsorge-Koloskopie wurde nicht durchgeführt.

1.9 Aus dem Bereich der anthroposophisch erweiterten Medizin wurden Hepatodoron®-Tabletten verordnet, um die Leberfunktion zu stärken im Sinne einer Metastasierungsprophylaxe, da bei einem Colon ascendens-Tumor die Lebermetastasierung relativ häufig ist. Weiterhin kam Aurum/Cardiodoron® comp. (Weleda) zum Einsatz wegen einer Rhythmusstörung im Bereich der Kreislaufregulation. Im Verlauf der Behandlung wurde eine Therapie mit Digestodoron® (Weleda) notwendig, um die durch die Operation gestörten Verdauungsrhythmen und die Transportrhythmen im Darmbereich anzuregen.

1.10 Bei erhöhten freien Radikalen, insbesondere während der Zeit der Chemotherapie, wurden Selen und Vitamin E gegeben.

1.11 Während der Chemotherapie litt der Patient unter deutlichen Nebenwirkungen im Sinne einer Schleimhautentzündung, eines Durchfalles sowie einer massiven Immundepression. Er wurde deshalb bei fehlender Reaktion auf ISCADOR® Qu Serie I sehr rasch auf ISCADOR® Qu Serie II umgestellt, nach Abschluss der Chemotherapie zeigte sich ein Nachlassen der Wirkung von ISCADOR® Qu, es wurde dann das im Misteldifferenzierungstest in Reserve gefundene ISCADOR® Qu

5 mg spezial eingesetzt, das für ein Jahr eine entsprechend gute Immunstimulation zeigte. Die Interleukin 2-Rezeptoren vermehrten sich auf 2800, der EFT auf Werte zwischen 2 und 3 bei normalen Leukozyten, Lymphozyten und eosinophilen Granulozyten. Nach einer dreijährigen Behandlung mit den genannten Präparaten kam es zu einer weiteren Immundepression mit Abfall des Interleukin 2-Rezeptors auf unter 1500 und eines EFT-Wertes von 4. Ein durchgeführter Misteldifferenzierungstest zeigte eine bessere Reaktion auf ISCADOR® M 5 mg spezial, der Patient wurde dementsprechend für weitere zwei Jahre mit diesem Präparat therapiert, wobei jeweils zwei bis drei Wochen Pause nach 14 Injektionen gemacht wurden. Nach einer fünfjährigen Behandlungszeit wurden die Therapieintervalle auf fünf bis sechs Wochen Pause verlängert, im siebten Jahr wurde die Misteltherapie eingestellt bei weiterhin sechsmonatlichen Kontrollen. Therapeutische Komplikationen und Rezidive oder eine Metastasierung sind nicht eingetreten.

## 2. Aggressives Kolonkarzinom

2.1 Die Tumorformel: $T_3$, $N_2$, $M_0$, $G_1$.

2.2 Das Tumorstadium zeigt bereits eine Infiltration des perikolischen Gewebes. Da in diesem Bereich die entsprechenden Lymphbahnen verlaufen, muss in den nächsten Jahren mit einer Metastasierung gerechnet werden. Die $N_2$-Situation war bedingt durch fünf perikolische Lymphknoten, die befallen waren. Insgesamt ein aggressives Karzinom, das sich trotz einem Grading von 1 bereits sowohl lokal als auch durch die Absiedlung in die Lymphknoten ausgebreitet hat. Eine starke, massive Misteltherapie ohne große Pausen war anzustreben.

2.3 Als onkologische Basistherapie wurde die Operation vorgenommen, nachfolgend das FolFox4-Schema.

2.4 Auch hier wurde wieder eine massive Immundepression durch die starke Chemotherapie beobachtet. Die Misteltherapie wurde entsprechend hoch dosiert eingesetzt, und gleich zu Beginn wurde mit einer weiteren Therapie aus dem Bereich der komplementären Krebstherapie behandelt.

2.5 Der Interleukin 2-Rezeptor war auf 500 reduziert, bei einer Leukopenie und Lymphopenie mit Lymphozyten um 1200, die eosinophilen Granulozyten waren auf 180 reduziert. Die freien Radikale waren mit 1000 stark erhöht. Der Eosinophilen-Funktionstest war mit 6 völlig blockiert.

2.6 Nach den Richtlinien würde der Patient mit ISCADOR® Qu behandelt werden, wie üblich mit zweimal Serie 0, Serie I und eventuell Serie II. Der Misteldifferenzierungstest ergab ISCADOR® Qu 5 mg spezial, weswegen wir sofort mit diesem stärkeren Präparat begonnen haben und nach zweimal Serie 0 auf ISCADOR® Qu 5 mg spezial übergegangen sind mit nur einer Woche Pause nach jeweils 14 Injektionen, dies fortführend für ein Jahr. Das Weitere wird beim Verlauf geschildert.

2.7 Bezüglich der Wesensglieder-Diagnostik hatten wir einen stark übergewichtigen Patienten vor uns, der sowohl bewegungsmäßig als auch seelisch und geistig deutlich verlangsamt war. Er zeigte eine immer feuchte Haut, eine inadäquate seelische Reaktion auf die mitgeteilten Befunde und eine stark geschwächte Ich-Organisation im Sinne einer massiven Unsicherheit.

2.8 Der Patient war 54 Jahre alt, berufstätig als Bilanzbuchhalter, sehr unter Stress stehend, starker Raucher und auch öfter mit Alkoholexzessen konfrontiert. Er war verheiratet, hatte keine besonders gute Ehe ohne körperliche Nähe und hatte keine Kinder.

2.9 Aus dem Bereich der anthroposophisch erweiterten Medizin wurde dem Patienten eine Lebertherapie mit Hepatodoron® verabreicht, gleichzeitig wurde Formica D6 zur Prophylaxe einer Lungenmetastasierung gegeben. Es wurde versucht, mit ihm über künstlerische Therapien zu sprechen. Diese wurde leider wegen mangelnder Einsicht abgelehnt. Therapeutisch wären hier das Plastizieren und die Heileurythmie angezeigt gewesen, um die Aufrichtekraft des Patienten zu stärken und eine Strukturierung des Wesensgliedergefüges therapeutisch zu erreichen.

2.10 Aufgrund der sehr schlechten Immunlage und des ausgedehnten Tumorbefundes wurden während der Chemotherapie Vitamin C-Infusionen mit einmal wöchentlich 15 g Vitamin C (Firma Pascoe) gegeben. Weitere Medikamente aus diesem Bereich wurden von dem Patient aus Kostengründen abgelehnt.

2.11 Der Patient hatte massive Probleme aufgrund der Chemotherapie, die mit sechs Zyklen durchgeführt wurde. Er litt an rezidivierenden Durchfällen und auch rezidivierendem Stuhlverhalt, was durch die Chemotherapie und durch die Operationsfolgen erklärt wurde. Die Misteltherapie wurde von ihm anfänglich mit großen bis handtellergroßen Reaktionen relativ mäßig vertragen, aber akzeptiert, weil er die Bedrohung durch die befallenen Lymphknoten realisieren konnte. Innerhalb kurzer Zeit gingen die handtellergroßen Reaktionen zurück, die weitere Misteltherapie wurde gut vertragen. ISCADOR® Qu 5 mg spezial wurde nach einem Nachlassen nach zwei Jahren auf ISCADOR® P umgestellt, was sich aus dem Misteldifferenzierungstest ergeben hatte. ISCADOR® P wurde in der Dosierung Serie 0 / Serie I / Serie II eingesetzt mit zwei- bis dreiwöchentlichen Pausen nach jeweils 14 Injektionen.

Nach vier Jahren beendete der Patient aus freiem Willen die Mistelinjektionstherapie, obwohl ihm Vorhaltungen gemacht wurden bezüglich der Aggressivität seines Tumors. Er willigte schließlich in halbjährliche Kontrollen ein. Eine Kontrolle im fünften Jahr postoperativ zeigte eine massive Immundepression, die dem Anfangsbefund ähnelte. Wiederum war der Interleukin 2-Rezeptor auf unter 1000 vermindert, der EFT-Wert, der unter Therapie um die 2 gewesen war, sank auf 5 (= mangelhaft) ab. Es zeigte sich eine ausgeprägte Lymphopenie mit nur 800 peripheren Lymphozyten. Der Tumormarker stieg langsam an. Es kam im Folgenden zu einer Lebermetastasierung, die mit einer palliativen Chemotherapie angegangen wurde, und zwar mit Xeloda® oral, da der Patient eine intravenöse Chemotherapie ablehnte.

Die Misteltherapie wurde nach einem erneuten Misteldifferenzierungstest mit AbnobaViscum® Fraxini wieder aufgenommen mit Dosierungen bis 20 mg dreimal wöchentlich. Hierbei kam es zu einer erneuten Immunstimulation bis in den Normbereich hinein. Der Patient konnte mit wechselnden Chemotherapien für weitere drei Jahre überleben, die Lebensqualität wurde durch die durchgeführte Misteltherapie erhalten. Der Patient verstarb acht Jahre nach seiner primären Tumordiagnose.

Anzumerken bleibt, dass eine längerfristige Therapie mit Mistelpräparaten das Rezidiv vielleicht verhindert oder hinausgezögert hätte, sodass eine längere Überlebenszeit möglich gewesen wäre. Der Patient hat von sich aus diesen Punkt angesprochen und bedauert, nach vier Jahren mit der Therapie aufgehört zu haben.

Häufig ergibt sich ein Compliance-Problem, da die Patienten ihre Erkrankung gern vergessen möchten. Nach vier Jahren, wie in diesem Beispiel, ist die Tumortherapie Vergangenheit, die Auswirkungen der Operation sind meistens überwunden, das Umfeld des Patienten denkt nicht mehr an die Krebserkrankung, auch er selbst möchte durch die subkutanen Injektionen nicht immer wieder daran erinnert werden, sondern einfach wieder gesund, einfach normal sein. Es bedarf deshalb einer guten Patientenführung, um eine nachlassende Mitarbeit des Patienten zu überwinden und ihm klarzumachen, dass eine längerfristige Therapie notwendig ist. Dabei muss natürlich vermieden werden, mit der Angst zu arbeiten, weil Angst immer schlecht ist in der Therapie von Tumorerkrankungen. Ängste gibt es dabei schon genug.

Wie man sieht, ist es mir in diesem Falle nicht gelungen, den Patienten von der Sinnhaftigkeit einer länger dauernden Misteltherapie zu überzeugen – die Auswirkungen liegen auf der Hand. Es kann natürlich nicht behauptet werden, dass der Verlauf mit einer ohne Pause fortgeführten Therapie besser gewesen wäre, die therapeutischen Erfahrungen, die in langen Jahren in der Praxis gewonnen wurden, sprechen jedoch eine andere Sprache, und ich bin persönlich davon überzeugt, dass der Patient bei einem anderen Vorgehen eine längere Lebenszeit vor sich gehabt hätte.

## 3. Metastasierendes Kolonkarzinom

3.1 Tumorformel: $T_4$, $N_2$, $M_1$ (Leber), $G_3$.

3.2 Aus der Tumorformel geht die Aggressivität des Tumors hervor. Der Tumor hatte sich ausgebreitet, war durch die Darmwand hindurchgewachsen, in das Fettgewebe perikolisch eingebrochen und bei rechtsseitigem Sitz per continuitatem in die Leber eingedrungen. Zusätzlich zu dieser Infiltration lagen drei Lebermetastasen mit einem Durchmesser bis 2,5 cm vor. Es ergab sich daraus, dass sofort versucht werden musste, eine möglichst rasche

Immunstimulation zu erreichen, auch weil eine lang dauernde Chemotherapiebehandlung bei dem Patienten notwendig war.

3.3 Als onkologische Basistherapie wurde die Operation durchgeführt. Dabei wurde eine Leber-Teilresektion notwendig, um die Leberinfiltration lösen zu können. Nachfolgend wurde der Patient mit dem FolFox4-Schema behandelt, insgesamt erhielt er bei nicht auf Normalwerte absinkendem Tumormarker acht Zyklen, danach wurde nach zweimonatiger Pause auf das FolFiri-Schema übergegangen.

3.4 Die fast über ein Jahr dauernde Chemotherapie verstärkte natürlich die Immundepression. Die Misteltherapie musste ebenfalls kontinuierlich und entsprechend hoch durchgeführt werden.

3.5 Die Immundiagnostik zeigte eine Leukopenie, Lymphopenie und eine Verminderung der eosinophilen Granulozyten auf unter 100, der Eosinophilen-Funktionstest war mit 6 völlig blockiert, der Interleukin 2-Rezeptor mit 12.000 deutlich überstimuliert. Auch hier wieder eine Reaktion, durch die der Organismus versucht, massiv Immunzellen zu bilden, um Tumorzellen abzuwehren. Solange die Immunfunktion jedoch blockiert ist, sind diese gelähmten Abwehrzellen wirkungslos.

3.6 Nach den Richtlinien würde der Patient mit ISCADOR® Qu in üblicher Weise behandelt mit zweimal Serie 0, Serie I und hier sicher Serie II, da eine starke Immundepression vorlag. Wir hatten beim Misteldifferenzierungstest die Auswahl zwischen Iscucin® Salicis, AbnobaViscum® Fraxini und ISCADOR® M 5 mg spezial. Aufgrund der hohen Lektinkonzentration wurde ISCADOR® M 5 mg spezial ausgewählt und mit Vortherapie von zweimal Serie 0 entsprechend gegeben mit – vorläufig für die ersten sechs Monate – keinen Pausen zwischen den Injektionen.

3.7 Es handelte sich um einen 63-jährigen Patienten, der stark adipös war, verängstigt, sehr leicht schwitzend mit hochrotem Kopf, einem Hypertonus und einem klinisch relevanten Diabetes mellitus, massiv überhöhten Cholesterinwerten, einer Gonarthrose beidseitig aufgrund des gewaltigen Gewichts und einer sehr ängstlichen Grundkonstellation. Sämtliche Wesensglieder waren gestört, sowohl die ätherischen Vorgänge als auch die Funktionen des Astralleibes, insbesondere Defizite ergaben sich im Bereich der Ich-Organisation.

3.8 Der Patient stand kurz vor der Beendigung seiner Berufstätigkeit als Sachbearbeiter. Er war verheiratet, hatte drei erwachsene Kinder und keine familiären Belastungen.

3.9 Der Patient nahm dankbar die Anregung zur künstlerischen Therapie auf, es wurden ihm Heileurythmie und therapeutisches Plastizieren verordnet. Die Heileurythmie sollte seine Aufrichtekraft stärken und die gestörten Rhythmen im Organismus strukturieren. Das therapeutisch-plastische Gestalten sollte die Konturlosigkeit im Bereich der ausufernden Körpermassen strukturierend seelisch-geistig aufbauend wirken.

Der Patient erhielt die bekannte Metastasierungprophylaxe mit Hepatodoron®, Formica D6 und Pyromorphit und Cerussit. Darüber hinaus Amara-Tropfen für die Appetitsteigerung unter Chemotherapie, Avena Sativa comp. zur Regulation der gestörten Schlafrhythmen, Aurum metallicum praeparatum D8® zur Therapie der reaktiven Depression, Veratrum album D4 zur Stütze der Verdauungstätigkeit und Aurum / Cardiodoron® comp. zur Stabilisierung der vegetativen Rhythmen.

3.10 Aus der komplementären Krebstherapie wurden im Verlauf der Behandlung eine Thymustherapie mit ThymUvocal®, eine Therapie mit Faktor AF2 während der Chemotherapie sowie Vitamin C-Infusionen neben $O_2$-Inhalationen verabreicht.

3.11 Der Patient verstarb drei Jahre nach der Operation, die schulmedizinische Prognose hatte ihm lediglich ein Jahr gegeben. Er hatte auf die Chemotherapie nicht mit einer Reduktion der Lebermetastasen reagiert, allerdings konnten sie währenddessen wenigstens für einige Zeit konstant gehalten werden. Die Misteltherapie mit ISCADOR® M5 mg spezial wurde für zwei Jahre intensiv durchgeführt, gleichzeitig wurde einmal wöchentlich eine Infusionstherapie mit ISCADOR® M 5 mg spezial eingeleitet. Nach zwei Jahren wurde nach einem erneuten Misteldifferenzierungstest auf ISCADOR® Qu 5 mg spezial umgestellt, da sowohl der Interleukin 2-Rezeptor als auch der Eosinophilen-Funktionstest auf höhere Mistelinfusionskonzentrationen nicht mehr stimulierbar waren.

Nach der Umstellung kam es zu einer erneuten Immunstimulation, es wurde jetzt statt ISCADOR®-Infusionen eine Vitamin C-Infusionstherapie gegeben. Da nur noch ISCADOR® Qu 5 mg spezial zur Verfügung stand, sollte durch eine gleichzeitige Infusionstherapie die Gewöhnung an dieses Medikament nicht forciert werden. Es sollte nur subkutan angewandt, dafür aber eine Vitamin C-Hochdosis-Infusionstherapie eingesetzt werden.

Die Lebensqualität des Patienten konnte unter den genannten Medikamenten und Therapien bis vier Monate vor seinem Tod stabilisiert werden, er starb an einer progredienten Lebermetastasierung.

## C) Prostatakarzinom

Das Prostatakarzinom nimmt in den letzten Jahren deutlich zu. Dabei ändert sich insbesondere das Lebensalter der Patienten. Der jüngste Patient in unserer Praxis, der an einem Prostatakarzinom leidet, ist 32 Jahre alt; es ist, als ob die Natur »ver-rückt« ist. Wir haben auch einen 84-jährigen Patienten mit einem Hodenkarzinom, eine Karzinomart, die man um das Lebensalter von etwa 30 Jahren erwarten würde.

Dies stellt hohe Anforderungen an die Diagnostik, da man auch bei einem jüngeren Patienten zum Beispiel Rückenschmerzen nicht einfach nur als Bandscheibenproblematik deuten kann, sondern auch eine Metastasierung aufgrund eines Prostatakarzinoms ausgeschlossen werden muss. Wir haben genügend Patienten, die zuerst von Orthopäde zu Orthopäde geschickt wurden, bis man endlich die Metastasierung des Prostatakarzinoms in einem Alter unter 50 Jahren entdeckte.

Wichtig ist zu wissen, dass das Prostatakarzinom genetisch vermehrt in einer familiären Häufung auftritt, dann auch bei sehr eiweißreicher Ernährung und bei einem Selenmangel. Es ist also sinnvoll, in der Vorsorge bei Patienten auch den Selenspiegel zu bestimmen und bei einem erniedrigten Selenspiegel rechtzeitig mit einer Selensubstitution zu beginnen.

### 1. Unkompliziertes Prostatakarzinom

1.1 Tumorformel: $T_2$, $N_0$, $M_0$, $Gleason_7$. $R_0$-Resektion im Gesunden entfernt.

1.2 Es handelt sich um ein Prostatakarzinom in einem Stadium mit guter Prognose; bei dem aktuellen Patienten war der Tumor begrenzt auf die Prostata, im Stadium $T_2b$ waren beide Lappen befallen, ein Kapseldurchbruch war jedoch nicht vorhanden. Die Lymphknoten waren nicht befallen, Fernmetastasen lagen nicht vor, der Gleason-Grad ist mit 7 relativ aggressiv, was wir heute sehr häufig beobachten, auch bei Männern in einem höheren Lebensalter sind die Gleason-Grade erstaunlich hoch und damit der Tumor aggressiv.

1.3 Als onkologische Basistherapie wurde lediglich die Operation durchgeführt, eine antihormonelle Therapie oder ähnliche Verfahren waren nicht notwendig.

1.4 Für die Misteltherapie bedeutet das zunächst, dass die Immunstimulation ohne Beeinträchtigung durch Chemotherapie oder Bestrahlungstherapie und ohne Beeinträchtigung durch eine antihormonelle Therapie oder eine Bisphosphonattherapie durchgeführt werden kann.

1.5 Die Immundiagnostik zeigte normale Leukozyten, Lymphozyten, jedoch reduzierte eosinophile Granulozyten auf 200. Der Interleukin 2-Rezeptor war mit 1800 etwas reduziert, jedoch noch in einem guten Bereich. Der Eosinophilen-Funktionstest war mit 5 jedoch deutlich blockiert.

1.6 Der Patient wurde nach den Richtlinien mit ISCADOR® Qu behandelt. Es wurde wie üblich verfahren mit zweimal Serie 0, Übergang auf Serie I, bei diesem Patienten auch auf Serie II, da der Eosinophilen-Funktionstest nach Serie I sich nur auf 4 verbesserte. Der Misteldifferenzierungstest gab als mögliche Auswahl die Präparate ISCADOR® Qu, Qu 5 mg spezial, AbnobaViscum® Fraxini und Helixor® P an.

1.7 Bezüglich der Wesensglieder-Diagnostik kann keine Aussage gemacht werden. Der Patient erschien in jeder Beziehung völlig gesund, eine Therapie für diesen Bereich wurde deswegen nicht angestrebt.

1.8 Das psychosoziale Umfeld war geordnet. Es handelte sich um einen 52-jährigen Patienten, verheiratet, zwei Kinder, die Ehe wurde als gut geschildert.

1.9 Therapieangebote aus dem Bereich der anthroposophisch erweiterten Medizin wurden nicht gemacht, vom Patienten auch nicht gewünscht.

1.10 Weitere Therapien aus dem Bereich der komplementären Krebstherapie waren nicht notwendig und wurden auch später nicht gebraucht.

1.11 Der Verlauf gestaltete sich sehr günstig. Die Immunstimulation trat sehr schnell bei Serie I und nachfolgend Serie II ein, sodass auch von einer guten Prognose ausgegangen werden konnte. Im seelischen Bereich litt der Patient stark unter der erektilen Dysfunktion. Nach einer psychotherapeutischen Beratung im Sinne einer Gesprächstherapie und Gesprächen gemeinsam mit seiner Ehefrau lernte der Patient, mit seiner Erkrankung umzugehen, seine veränderte Sexualität zu akzeptieren und Nähe in Form von Zärtlichkeit zu genießen.

Dieser Punkt ist uns sehr wichtig, da die Belastung durch die erektile Dysfunktion bei vielen Männern sehr hoch ist. Unsere gesamte Werbung ist heute auf das Hervorheben der Sexualität ausgerichtet, das wird einem besonders klar, wenn die Potenz in dieser Richtung nachhaltig gestört ist. Viele Männer ziehen sich auf sexuellem Gebiet völlig zurück, wenn die Sexualität nicht mehr im »normalen Umfang« möglich ist. Wenn es jedoch gelingt, durch Gespräche oder psychologische Beratung den Patienten und seine Partnerin dahin zu bringen, dass sie lernen, Zärtlichkeit mehr zu genießen als den normalen Geschlechtsakt, kann ein sehr befriedigendes Sexualleben entwickelt werden. Gespräche mit Ehefrauen von Patienten nach einem Prostatakarzinom zeigen, dass sie diese Zärtlichkeiten erheblich mehr genießen als den ursprünglichen Geschlechtsakt. Lachend hat mir einmal ein Patient gesagt, dass es ihm doch eigentlich sehr gut ginge, da er nur Zärtlichkeit leisten müsse, was er gerne tue, und überhaupt keine Angst mehr haben müsse, ob er nun eine starke, eine schwache, eine lange, eine wiederholbare Erektion haben würde. Völlig entspannt könne er die Sexualität genießen ohne den heute durch die Werbung und durch die Medien aufgebauten Leistungsdruck.

## 2. Aggressives Prostatakarzinom

2.1 Tumorformel: $T_2$, $N_0$, $M_0$, $R_1$, Gleason 8. Kapseldurchbruch und Befall der Samenblase.

2.2 Für die Misteltherapie bedeutet der Kapseldurchbruch immer eine beginnende Metastasierung, eine Gefahr für den Patienten und damit die Forderung nach einer raschen Immunstimulation. Eine mögliche antihormonelle Therapie, die wiederum immundepressiv wirken kann, könnte die Misteltherapie behindern. Eine eventuell notwendige Bestrahlung würde sowohl den Patienten als auch die Misteltherapie belasten.

2.3 Als onkologische Basistherapie wurde die Operation durchgeführt. Nachdem der PSA-Wert postoperativ nur auf 0,5 absank, wurde nach vier Monaten antihormoneller Therapie eine Nachbestrahlung vorgenommen. Die antihormonelle Therapie wurde notwendig, um ein weiteres Tumorwachstum zu verhindern, da man nicht unmittelbar postoperativ in eine große Wundhöhle hinein bestrahlen kann. Nach Beendigung der Bestrahlungstherapie wurde versuchsweise die Hormontherapie ausgelassen.

2.4 Die Bestrahlungsbehandlung ist immundepressiv, deshalb musste mit einer stärkeren Misteltherapie behandelt werden. Die antihormonelle Therapie wirkt ebenfalls immundepressiv, auch hier müssen die Auswirkungen auf die Misteltherapie berücksichtigt werden.

2.5 Der Eosinophilen-Funktionstest war mit 6 blockiert, der Interleukin 2-Rezeptor mit 1200 stark reduziert, das Blutbild war unauffällig mit leicht reduzierten eosinophilen Granulozyten auf 300.

2.6 Nach den Richtlinien wurde wiederum mit ISCADOR® Qu behandelt, hier mit einer relativ raschen Steigerung von der Serie 0 über Serie I auf Serie II, da das schon primär geschädigte Immunsystem durch die Bestrahlung und durch die antihormonelle Therapie weiter supprimiert wird und die Misteltherapie relativ rasch ein Gegengewicht bilden muss. Der Misteldifferenzierungstest ergab ISCADOR® Qu 5 mg spezial, ISCADOR® M 5 mg spezial, Helixor® P, AbnobaViscum® Fraxini und Iscucin® Salicis.

2.7 Der 60jährige Patient war leicht adipös, von einem freundlichen, zugewandten Wesen mit einem guten Selbstbewusstsein. Er war selbstständiger Unternehmer gewesen, hatte keine Begleiterkrankungen. Er hatte gut durchblutete Hände, einen etwas roten Kopf, war leicht schwitzend, schnell außer Atem, litt unter Schlafstörungen, deren medikamentösen Therapie er aber widerstand. Insgesamt war auch hier eine Veränderung im Bereich der Wesensglieder insbesondere im Bereich des Astralleibes zu beobachten.

2.8 Das psychosoziale Umfeld war vollkommen ausgeglichen, keinerlei Belastungen vonseiten der Familie.

2.9 Aus der anthroposophisch erweiterten Medizin wurde eine Metastasierungsprophylaxe durchgeführt mit Pyromorphit D8- und Cerussit-Injektionen zweimal wöchentlich, da ja bereits ein Kapseldurchbruch stattgefunden hatte und in 80 Prozent die Manifestation der Metastasierung sich im Bereich der Lendenwirbelsäule findet. Weiterhin erhielt der Patient unter der Hormontherapie Hepatodoron® zur Entgiftung unter Hormontherapie, Aurum® metallicum praeparatum zur seelischen Stabilisierung und Cantharis Weleda als Infektionsprophylaxe während der Bestrahlungsbehandlung.

2.10 Vor Beginn der Bestrahlung wurde zehnmal eine Sauerstoff-Inhalationsbehandlung durchgeführt. Wie beim Mammakarzinom auch zeigt die Sauerstofftherapie vor Beginn und während einer Bestrahlungsbehandlung eine deutliche Reduktion der Nebenwirkungen. So kommt es gerade im Bereich der Prostata zu deutlich weniger Entzündungszeichen, zu weniger Infektionen und zu deutlich weniger Dysurie.

2.11 Der Patient litt sehr unter den Nachwirkungen der Operation im Sinne einer leichten Inkontinenz. Die erektile Dysfunktion konnte nicht behoben werden, er lernte aber damit zu leben. Die Bestrahlung wurde sehr gut vertragen, es kam zu keinerlei Komplikationen, was sicher auch auf die Sauerstofftherapie in Verbindung mit der Misteltherapie zurückzuführen ist. Die Behandlung, die zunächst mit ISCADOR® Qu begonnen wurde, musste relativ rasch auf Serie II gesteigert werden, nach neun Monaten wurde auf ISCADOR® Qu 5 mg spezial gewechselt, nach einem weiteren Jahr auf Helixor® P, nach insgesamt vier Jahren auf AbnobaViscum® Fraxini. – Auch hier ist wieder einmal zu sehen, dass sich ein Patient nach unterschiedlichen Zeitverläufen an die Misteltherapie gewöhnen kann, insbesondere, wenn mit einer relativ starken Therapie vorgegangen werden muss. Der Misteldifferenzierungstest zeigt dann jeweils das beste Präparat, das nachfolgend angewandt wird. Das erklärt sich daraus, dass ein anderer Wirtsbaum eine andere Eiweißmischung beinhaltet, an die sich der Patient stimulatorisch noch nicht gewöhnt hat.

Der Patient konnte zwei Jahre nach Abschluss der Bestrahlung ohne eine antihormonelle Therapie auskommen, ein biochemisches Rezidiv bekam man zunächst mit einer Verstärkung der Misteltherapie (AbnobaViscum® Fraxini) wieder in den Griff, sodass der PSA-Wert, der ursprünglich auf 0,08 angestiegen war, für ein weiteres Jahr wieder auf < 0,01 sank. Ein wieder auftretendes Rezidiv konnte dann nicht mehr mit einer alleinigen Misteltherapie behandelt werden, es wurde Trenantone® für weitere zwei Jahre gegeben. Nach zwei Jahren wagten wir einen Versuch, die antihormonelle Therapie wieder auszusetzen unter einer gleichzeitig unveränderten Misteltherapie, das heißt lediglich eine Woche Pause nach 14 Injektionen. Es ist jetzt (vier Jahre nach Absetzen der antihormonellen Therapie) gelungen, die Immunstimulation unter der Misteltherapie aufrechtzuerhalten; ein weiteres biochemisches Rezidiv ist nicht aufgetreten und ist jetzt auch nicht mehr zu erwarten. In jedem Falle kann davon ausgegangen werden, dass dieser Patient durch diese Kombination seine normale Lebenserwartung erreichen wird.

Durch die Misteltherapie, insbesondere durch die Verstärkung der Misteltherapie während des ersten biochemischen Rezidivs, ist es gelungen, dem Patienten Lebenszeit zu schenken, sodass nur kurzfristig eine antihormonelle Therapie eingesetzt werden musste und diese Therapie, die ja normalerweise nicht länger als fünf Jahre wirkt, begrenzt werden konnte, sodass für die Zukunft eine Resttherapiezeit auch mit diesen Medikamenten noch besteht.

## 3. Metastasierendes Prostatakarzinom

3.1 Die Tumorformel lautete: $T_4$, $N_2$, $M_1$ (Knochen), $G_8$ mit multiplen Knochenmetastasen. Tumorinfiltrationen waren im Blasenhals und in den Samenblasen festzustellen.

3.2 Für die Misteltherapie bedeutet dieses Tumorstadium ein aggressives Vorgehen, da es sich hier aber um eine palliative Situation handelt, würden wir in diesem Falle nicht mit zu starken Präparaten beginnen, wie zum Beispiel mit den ISCADOR® spezial-Präparaten, weil diese, wie wir schon ausgeführt haben, zwar sehr stark, aber vielleicht nur kurze Zeit wirken, sodass wir sie bei diesem individuellen Patienten für besondere Situationen aufsparen wollten. Klar war, dass eine antihormonelle Therapie gemacht werden musste, gleichzeitig eine Therapie mit Bisphosphonaten, beides würde das schon gestörte Immunsystem weiter belasten.

3.3 An onkologischer Basistherapie wurde die Operation durchgeführt, da erst postoperativ ein Skelett-Szintigramm angefertigt wurde und erst dabei die Knochenmetatastasierung festgestellt wurde. Ansonsten wäre der Patient nicht operiert worden, sondern es wäre lediglich eine antihormonelle Therapie durchgeführt worden. Die antihormonelle Therapie mit Trenantone® schloss sich an die Operation an, im späteren Verlauf musste die Basistherapie in eine palliativmedizinische Therapie umgewandelt werden.

3.4 Die onkologische Basistherapie wird bei diesem Patienten lebenslang mit antihormoneller Therapie, eventuell Chemotherapie oder Steroiden durchgeführt werden. Alle Therapien belasten das Immunsystem, es musste deswegen eine e Immundiagnostik erhoben werden, um die richtige Einstellung auf Mistelpräparate zu gewährleisten.

3.5 Bei der Immundiagnostik zeigten sich stark reduzierte Interleukin 2-Rezeptoren mit Werten um 800, ein völlig blockierter EFT-Test mit 6 (= sehr schlecht), das normale Blutbild war regelrecht, lediglich die eosinophilen Granulozyten waren auf 50 reduziert.

3.6 Nach den Richtlinien würde auch dieser Patient mit ISCADOR® Qu behandelt in einer raschen Aufdosierung von Serie 0 über Serie I zu Serie II mit lediglich einer Woche Pause nach 14 Injektionen. Der Misteldifferenzierungstest ergab die Auswahl zwischen ISCADOR® Qu 5 mg spezial, ISCADOR® M 5 mg spezial, Helixor® P, Abnoba® Quercus, Iscucin® Abietis.

3.7 Der Patient war sehr adipös, aufgedunsen, den Freuden des Lebens zugewandt einschließlich dem Alkohol und dem Tabak. Keine Begleiterkrankungen, typisch »kerngesund« wie viele Krebspatienten. Allerdings hatte er Schlafstörungen, leicht feuchte Haut und einen schlaffen Händedruck. Die Körperhaltung war gebeugt, der Gang etwas schlürfend. Auch bei ihm wollten wir insbesondere im Bereich der Ich-Organisation eine Stärkung versuchen, um die Aufrichtekraft anzuregen und seine Abhängigkeit von Genussmitteln zu minimalisieren bzw. zu reduzieren, da hierdurch zusätzliche Schadstoffe in den Organismus gelangen. Die Stärkung von Körperrhythmen einschließlich der Durchblutung musste ebenfalls angegangen werden.

3.8 Der Mann war 59 Jahre alt, berufstätig als Kraftfahrer und hatte Stress, Ärger, finanzielle Engpässe, eine belastete Ehe durch Lieblosigkeit und Entfernung der beiden Ehepartner voneinander, zwei Kinder, die spätpubertär zur Zerreißprobe für das Elternpaar werden.

3.9 Dem Patienten wurden das therapeutische Malen bzw. therapeutische Plastizieren und die Heileurythmie angeboten. Das lehnte er ebenso wie die Medikamente aus der anthroposophisch erweiterten Medizin ab, da sie privat bezahlt werden müssen.

3.10 An weiteren Therapien aus der komplementären Krebstherapie wurden $O_2$-Inhalationen im Verlauf der Behandlung und Zusatzmedikamente wie Eleu-Kokk® und Padma 28 zur zusätzlichen Immunstimulation eingesetzt. Mistelinfusionen oder Vitamin C-Infusionen lehnte der Patient ab.

3.11 Der Patient litt sehr unter der schlechten Prognose. Er hatte eine höhergradige Inkontinenz nach der Operation und vermehrt Hitzewallungen durch die eingesetzte antihormonelle Therapie (Trenantone®). Die Misteltherapie führte er pünktlich durch. Im Verlauf musste die Misteltherapie ungefähr alle neun Monate gewechselt werden, insgesamt wurden sieben verschiedene Mistelpräparate eingesetzt. Nach drei Jahren musste die antihormonelle Therapie abgesetzt werden, da sie offensichtlich keine Wirkung mehr zeigte und der Tumormarker progredient war. Eine laufende Therapie mit Zometa® wurde lebenslang alle vier Wochen durchgeführt und vom Patienten gut vertragen, führte jedoch immer dazu, dass jedes eingesetzte Mistelpräparat bis zur Höchstdosierung ausgereizt werden musste. Nach Abschluss der antihormonellen Therapie wurde versuchsweise auf eine Chemotherapie mit Taxotere® umgestellt; der Patient hatte so schwere Nebenwirkungen, dass nur zwei Zyklen durchgeführt werden konnten, die therapeutisch keinen Erfolg hatten. Daraufhin wurde er mit Steroiden behandelt. Das erbrachte für ein Jahr ein Sistieren der weiteren Metastasierung, danach kam eine erneute Progredienz. Der Patient bekommt jetzt Plenaxis®, ein neuer Testosteron-Antagonisten. Die Auswirkungen dieses Präparates können bei Drucklegung noch nicht überschaut werden.

Insgesamt handelt es sich hierbei um einen unglücklichen Verlauf, da das Prostatakarzinom sehr spät diagnostiziert wurde, sehr weit fortgeschritten war und der Patient bezüglich Zusatztherapien keine große Compliance hatte. Er war der Überzeugung, dass das, was die gesetzliche Kasse nicht bezahlt, auch keinen Erfolg haben kann, weil es nicht geprüft sei. Vielleicht lebt er doch noch so lange, dass er sich hier umstellen muss, da die Versorgung im Kassenbereich immer schlechter wird.

Die Misteltherapie hat dem Patienten eine gute Lebensqualität beschert, er ist fast schmerzfrei trotz seiner Knochenmetastasen. In den Therapie-Pausen traten immer stärkere Schmerzen auf, sodass er oft fortlaufend spritzte und nicht einmal eine einwöchige Pause einlegte. Das führte dazu, dass die Wirkdauer der einzelnen Mistelpräparate verkürzt wurde. Die Lebensqualität bezüglich des Appetits, der Reduktion des Tumor-Fatigue-Syndroms und der reaktiven Depression ist von dem Patienten als sehr positiv empfunden worden. Subjektiv erschien es auch so, dass die Dauer der schulmedizinischen Therapie verlängert werden konnte, weil die Misteltherapie als Zusatztherapie wirkte.

## D) Malignes Melanom

Das magligne Melanom ist eine Erkrankung, die ebenfalls ständig zunimmt, was insbesondere damit zusammenhängt, dass die Vernunft der Patienten im Umgang mit dem Sonnenlicht sehr zu wünschen übrig lässt. Obwohl in allen Medien vor der intensiven Sonnenbestrahlung gewarnt wird, auch weil die Sonne durch unsere Umweltveränderungen deutlich aggressiver geworden ist, hat sich das Verhalten der Bevölkerung diesem Umstand nicht angepasst. Es gibt immer noch sehr viele Menschen, die einen Sonnenbrand erleiden, weil sie sich nicht genügend schützen und für eine schöne Hautfarbe bereit sind, vieles in Kauf zu nehmen.

Wichtig zu wissen ist, dass die Immunregulation der Haut im gesamten Organismus durch vermehrte Sonnenbrände gestört wird, sodass Melanome auch an Stellen auftreten können, die der unmittelbaren Sonnenbestrahlung nicht zugänglich sind, weil sie – zumindest meistens – bedeckt sind. Dies muss bei der Inspektion der Haut beachtet werden.

## 1. Unkompliziertes Melanom

1.1 Tumorformel: $T_1$, $N_0$, $M_0$, SSM-Melanom, Eindringtiefe nach Clark I.

1.2 Es handelt sich um ein malignes Melanom im Anfangsstadium. Der Invasionsgrad nach Clark zeigt an, dass die Basalmembran nicht durchbrochen ist, es sich um ein Melanoma in situ handelt. Eine Aggressivität ist damit nicht gegeben, wohl aber die Tatsache, dass das Immunsystem an einer Stelle des Organismus versagt hat. Deswegen ist auch hier eine Misteltherapie notwendig, wenn der Immunstatus reduziert ist.

1.3 Als onkologische Basistherapie wurde lediglich die Operation mit Sicherheitsabstand durchgeführt, weiterhin ein Watchful-Waiting eine halbjährliche genaue Inspektion der Haut angeraten.

1.4 Die genaue weitere Untersuchung der Patientin war notwendig, da Träger eines malignen Melanoms häufig zu weiteren Melanomen neigen und diese rechtzeitig entdeckt werden müssen. Bezüglich einer Misteltherapie war es in diesem Fall wichtig, eher niedrig dosiert zu behandeln, den langfristigen Aspekt aber nicht aus den Augen zu verlieren.

1.5 Immundiagnostisch zeigte sich ein völlig normales Blutbild, die eosinophilen Granulozyten waren mit 400 ebenfalls normal. Der Interleukin 2-Rezeptor war mit 1200 reduziert, der Eosinophilen-Funktionstest mit 4 nicht vollständig, aber deutlich blockiert.

1.6 Nach den Richtlinien werden maligne Melanome bei Mann und Frau mit ISCADOR® P behandelt. In diesem Falle würde man mit ISCADOR® P zweimal Serie 0 und dann mit P Serie I vorgehen. Aufgrund der guten Prognose könnte man sich mit einer zweijährigen Therapie begnügen, wenn der Immunstatus in dieser Zeit auf Normalwerte gebracht werden kann. Der Misteldifferenzierungstest zeigte ISCADOR® Qu, Helixor® P, Abnoba-Viscum® Qu und Isorel® A an. Wir haben die Patientin mit ISCADOR® Qu behandelt, da es keinen Sinn hat, ISCADOR® P einzusetzen, wenn im Misteldifferenzierungstest keine Stimulation darauf angezeigt wird. Da die Trefferquote bei über 90 Prozent lag, wurde primär ISCADOR® Qu gewählt.

1.7 Es handelte sich um eine 37-jährige Patientin. Völlig gesund, ohne erkennbare weitere Erkrankungen, leptosom, schlank, normale gute Körperrhythmen, normale Temperaturregulation, normale Stoffwechselvorgänge, guter Schlaf, ausgeprägtes Selbstbewusstsein. Intellektuell sehr wach. Keine Defizite im Bereich der Wesensglieder erkennbar.

1.8 Die Patientin war unverheiratet, hatte keine Kinder und keinen Kinderwunsch, war glücklich in einem großen Freundeskreis, tätig als medizinische Fachangestellte, ehrgeizig und es waren keine Belastungen aus diesem Umkreis erkennbar.

1.9 Auf Therapieangebote aus dem Gebiet der anthroposophisch erweiterten Medizin wurde verzichtet.

1.10 Weitere Therapieangebote aus dem Bereich der komplementären Krebstherapie waren nicht notwendig.

1.11 Bei der noch relativ jungen Patientin zeigte sich das maligne Melanom in einem Frühstadium, wurde rechtzeitig diagnostiziert und operiert und lediglich eine genaue Inspektion der Haut für die nächsten Jahre und Jahrzehnte angeraten. Von unserer Seite aus wurde die Patientin bei einem deutlich reduzierten Immunstatus mit ISCADOR Qu ® behandelt, innerhalb von acht Wochen stieg der Interleukin 2-Rezeptor auf 2800, der Eosinophilen-Funktionstest verbesserte sich auf 2, die eosinophilen Granulozyten auf 600, sodass wir fast von einer verstärkten Reaktion ausgingen, die sich aber nicht bestätigte. Innerhalb kurzer Zeit konnte die Patientin drei bis vier Wochen Pause nach jeweils 14 Injektionen einlegen, nach zwei Jahren haben wir die Misteltherapie beendet. Zwei weitere Jahre untersuchten wir sie in Vier-Monats-Abständen, werden jetzt dann auf halbjährliche Abstände übergehen und haben ihr klargemacht, dass sie aufgrund der Unberechenbarkeit des malignen Melanoms diese Intervalle beibehalten soll. Beim malignen Melanom sind Spätmetastasierungen oder Rezidive bis 30 Jahre nach Operation bekannt.

## 2. Aggressives malignes Melanom

2.1 Tumorformel: $T_4$, $N_0$. Histopathologisch primär noduläres Melanom (PNM), Clark-Invasionsgrad IV.

2.2 Diese Tumorformel bedingt eine starke Misteltherapie, da der Tumor relativ groß war, die Eindringtiefe über 4 mm betrug und das Stratum reticulare erreichte. Damit steigt die Gefahr einer Lymphknoten-Metastasierung oder einer Lymphangiosis carcinomatosa.

2.3 Als onkologische Basistherapie wurde die Operation durchgeführt. Eine Chemotherapie wurde der Patientin nicht angeraten; sie sollte in eine Studie zur Interferon-Behandlung aufgenommen werden, dies hat sie abgelehnt.

2.4 Die Misteltherapie ist in dieser Situation die alleinige Krebstherapie und muss konsequent über fünf Jahre bei genauer Immunkontrolle durchgeführt werden. Gerade beim Melanom ist bekannt, dass es auf immunstimulierende Therapien reagiert, nicht zuletzt wird deswegen auch versucht, Interferon als Therapeutikum einzusetzen.

2.5 Bei der Immundiagnostik zeigen sich ein reduzierter Interleukin 2-Rezeptor von 800, ein völlig blockierter EFT-Wert von 6 bei einer Lymphopenie von 1200 und einer Reduktion der eosinophilen Granulozyten auf 220.

2.6 Nach den Richtlinien würde auch diese Patientin mit ISCADOR® P behandelt werden. Der Misteldifferenzierungstest zeigte ISCADOR® P, ISCADOR® Qu 5 mg spezial und Helixor® A an.

2.7 Es handelte sich um eine 58-jährige Patientin, völlig gesund, ohne Hinweis auf eine relevante Verschiebung im Bereich der Wesensglieder.

2.8 Die Patientin war verwitwet und hatte deswegen vor fünf Jahren aufgrund einer reaktiven Depression eine psychotherapeutische Behandlung benötigt. Ansonsten sind keine Belastungsfaktoren erkennbar. Die Patientin ist finanziell gesichert, hat einen großen Freundeskreis und ist mit der Betreuung der Enkelkinder auch seelisch gut ausgelastet.

2.9 Als Therapieangebote aus dem Bereich der anthroposophisch erweiterten Medizin wurde eine Metastasierungsprophylaxe mit Hepatodoron®, Formica D6 sowie Cerrusit und Pyromorphit für zwei Jahre durchgeführt, für zwei Jahre regelmäßig, danach wurden die Therapieintervalle vergrößert, sodass einer vierwöchigen Therapie eine dreimonatige Pause folgte. Die Angebote Heileurythmie bzw. weitere künstlerischen Therapien hat die Patientin nicht wahrgenommen.

2.10 Medikamente oder Therapieverfahren aus dem Bereich der komplementären Krebstherapie hat die Patientin nur in Form der Visualisierungsübung nach Simonton wahrgenommen, diese Therapie hat sie sehr intensiv und jetzt seit sieben Jahren regelmäßig durchgeführt.

2.11 Die Ausgangslage dieser Patientin war ungünstig, es musste innerhalb von zwei bis drei Jahren mit einer Metastasierung gerechnet werden. Eine schulmedizinische Therapie konnte nicht stattfinden, denn eine solche Standardtherapie gibt es beim malignen Melanom bis heute nicht. Die Misteltherapie wurde zunächst mit ISCADOR® Qu 5 mg spezial begonnen, um relativ rasch eine Immunstimulation zu erreichen. Innerhalb von acht Wochen stieg der Interleukin 2-Rezeptor auf 2200, der Eosinophilen-Funktionstest auf 2, die eosinophilen Granulozyten auf 500. Nach dem oben beschriebenen Mistelprognosefaktor (s. Klinischer Leitfaden Teil A) zeigte sich eine sehr gute Prognose, sodass wir zunächst ISCADOR® Qu 5 mg spezial nur für ein halbes Jahr verabreicht haben und dann auf ISCADOR® P übergegangen sind. Sinn der am Anfang sehr starken Mistelbehandlung war, bei dem hohen Risiko der Patientin sehr schnell eine gute Immunstimulation zu erreichen. ISCADOR® Qu spezial hätte aber zu kurz gewirkt für die lange, notwendige Behandlungszeit, sodass dann ISCADOR® P gegeben wurde.

Im Laufe der Zeit wurden nach jeweils 14 Injektionen ISCADOR® P Serie I (höhere Konzentrationen waren nicht notwendig) eine zwei-, später drei- und zuletzt vierwöchige Pause eingelegt.

Heute blicken wir auf eine siebenjährige Therapiezeit zurück, die Patientin bekam kein Rezidiv und wird im Laufe eines weiteren Jahres unter größeren Pausen die Misteltherapie beenden. Wir werden bei diesem Krankheitsbild in viermonatigen Abständen eine weitere Immundiagnostik durchführen.

## 3. Metastasierendes malignes Melanom

3.1 Tumorformel: $T_4$, $N_2$, $M_1$ (Leber). Invasionsgrad nach Clark Level V. Histopathologisch superfiziell spreitendes Melanom (SSM).

3.2 Es handelt sich um ein weit fortgeschrittenes malignes Melanom mit einem makrometastatischen Lymphknotenbefall, einem sehr großen Tumor, einer Infiltration bis in das subkutane Fettgewebe und einer bereits primär vorliegenden Lebermetastasierung. Dies bedeutet schulmedizinisch eine palliative Situation mit der Durchführung von Chemoimmuntherapien und auch dem Versuch von Antikörpertherapien. Alle diese Therapien belasten das Immunsystem zusätzlich. Es wird deshalb sehr aggressiv und sehr hochdosiert therapiert werden müssen und gleich von Anfang an mit einer Mistelinfusionstherapie behandelt.

3.3 Onkologische Basistherapie: Nach der großflächigen Operation folgte eine Chemotherapie, in diesem Fall eine sequenzielle CVD/IL-2/IFN-Biochemotherapie, die aus Cisplatin, Vinplastin, DTIC, IL-2 und einer Interferon-Therapie besteht. Diese Therapie wurde gewählt, da es sich um ein weiter fortgeschrittenes Melanom handelte.

3.4 Für die Misteltherapie bedeutet die Kombination aus drei verschiedenen Chemotherapien eine massive Immunbelastung des Patienten. Die Kombination mit zwei immunstimulierenden Methoden (IL-2 und Interferon) bedingte, dass das Immunsystem fortlaufend kontrolliert werden musste, um nicht eine Überstimulation und damit nachfolgend eine Immundepression zu provozieren.

3.5 Bezüglich der Immundiagnostik ergaben sich folgende Befunde: Interleukin 2-Rezeptor über 10000, Eosinophilen-Funktionstest 6, Leukozyten 5000, Lymphozyten 1000, eosinophile Granulozyten nicht messbar. Damit bestand eine massive Immunblockade, die eosinophilen Granulozyten als Regulatoren des Immunsystems waren überhaupt nicht mehr vorhanden, der Organismus produzierte extreme Werte von Interleukin 2-Rezeptoren, die therapeutisch aber nicht relevant waren, da eine massive Immunblockade mit einem EFT von 6 vorlag.

3.6 Das nach den Richtlinien geeignete Mistelpräparat wäre wiederum ISCADOR® P mit Serie 0 / I / II gewesen. Dieses Präparat erschien zu schwach für das vorliegende Krankheitsgeschehen. Ein Misteldifferenzierungstest zeigte als alleiniges Ansprechen ISCADOR® Qu 5 mg spezial.

3.7 Es handelte sich um eine 62-jährige Patientin, die sehr schlank, seelisch stark reduziert, sehr weinerlich, stark schwitzend, und schlecht durchblutet war und eine gebeugte Körperhaltung einnahm und Stauungen im Bereich der Beine im Sinne von peripheren Ödemen hatte. Alle Wesensglieder waren bei dieser Patientin gestört, eine alleinige schulmedizinische Behandlung und eine alleinige Misteltherapie schienen nicht ausreichend.

3.8 Die Patientin ist verheiratet und es gibt keine Belastungen aus dem psychosozialen Umfeld.

3.9 Bei diesem schweren Krankheitsbild wurde der Patientin dringend zu einer Heileurythmie-Behandlung geraten. Diesen Rat hat sie auch befolgt und über drei Jahre einmal wöchentlich mit täglichen Übungen zu Hause Heileurythmie gemacht.

3.10 Als weitere komplementäre Krebstherapien wurden im Verlauf der Behandlung eine Thymustherapie mit Thym-Uvocal®, eine $O_2$-Inhalationstherapie, eine Vitamin C-Hochdosis-Infusionstherapie sowie ein Selbstregulationstraining nach R. Grossarth-Maticek und Visualisierung nach Simonton eingesetzt.

3.11 Der Verlauf zeigte zunächst ein relativ starkes Ansprechen des Immunsystems auf ISCADOR® Qu 5 mg spezial nach einmaliger Therapie mit ISCADOR® Qu Serie 0 unter Inkaufnahme von Unverträglichkeitsreaktionen, um möglichst rasch eine gute Immunstimulation zu erreichen. Nachfolgend wurde dreimal wöchentlich ISCADOR® Qu 5 mg spezial mit einer Woche Pause nach 14 Injektionen gegeben. Nach drei Monaten besserte sich der Immunstatus auf folgende Werte: Interleukin 2-Rezeptor 3200, EFT 3, normales Blutbild, die eosinophilen Granulozyten waren mit 200 wieder messbar.

Die Chemoimmuntherapie wurde sehr schlecht vertragen, es kam zu Brechreiz, Durchfällen und Fieberanstieg unter der Interferon-Therapie; die Patientin hielt die Behandlung aber relativ gut durch, vor allem weil sie spürte, dass die fortlaufende Misteltherapie die Nebenwirkungen der Chemoimmuntherapie deutlich milderte.

Nach drei Monaten subkutaner Misteltherapie wurde mit Infusionen mit ISCADOR® Qu 5 mg spezial einmal wöchentlich begonnen. Hierzu wurden bis zu drei Ampullen in 250 ml physiologischer Kochsalzlösung verabreicht. **(Warnhinweis: Diese Therapie ist dem erfahrenen Therapeuten vorbehalten, das Präparat ist primär nicht für die i.v.-Behandlung zugelassen, der behandelnde Arzt haftet für eventuelle Nebenwirkungen!)**

Unter der Mistelinfusionsbehandlung kam es zu einer sehr guten Steigerung der Immunwerte, es wurde sogar ein EFT-Wert von 1 (= sehr gut) erreicht bei einem Interleukin 2-Rezeptor-Wert von 3000 und bis zu 700 eosinophilen Granulozyten. Danach wurde die Infusionsbehandlung abgeschwächt und auf eine Erhaltungsdosis umgestellt. Hierfür erhielt die Patientin alle vier Wochen einmal eine solche Infusionstherapie. Die subkutane Therapie wurde unverändert weiter fortgeführt.

Nach einem Jahr musste die Kombinations-Chemotherapie auf ein anderes Protokoll umgestellt werden, da es zu einer Progression der Lebermetastasierung gekommen war. Es wurde dazu das BHD-Protokoll eingesetzt mit BCNU®, Hydroxyurea® und DTIC®.

Diese Therapie wurde von der Patientin sehr schlecht vertragen und nach drei Monaten abgebrochen. Daraufhin wurde in einer Studie mit einem noch nicht zugelassenen Antikörper weiterbehandelt. Unter dieser Antikörperbehandlung kam es für zwei Jahre zu einem Sistieren der Lebermetastasierung. Die Mistelimmuntherapie wurde unverändert fortgeführt, da dadurch der Immunstatus auf hohem Niveau gehalten werden konnte.

Insgesamt sind unter den jetzigen Behandlungen vier Jahre vergangen. Die Patientin ist noch am Leben, die Lebensqualität ist unter dem neuen Antikörper bis auf eine dadurch ausgelöste Akne sehr gut, die Mistelimmuntherapie wird pünktlich durchgeführt und gut vertragen. Im Augenblick ist eine weitere Metastasierungsgefahr abgewendet. Die Patientin lebt bis jetzt deutlich länger, als ihre ursprüngliche Prognose war. Die Lebensqualität unter den durchgeführten Therapien wurde durch die Misteltherapie massiv verbessert.

Ursache der guten Prognose ist sicher die aggressive Anfangsbehandlung mit der Gabe von Mistelinfusionen, die das Immunsystem massiv stimuliert haben.

Angemerkt sei hier, dass früher behauptet wurde, eine ISCADOR®-Behandlung würde beim malignen Melanom zu einer vermehrten Gehirnmetastasierung und einem Tumor-Enhancement führen. Dies ist durch verschiedene Studien widerlegt worden, zuletzt durch eine retrospektive Kohortenstudie an über 600 Patienten. Auch dabei ergab sich keinerlei Progression der Tumorerkrankung, die auf die Misteltherapie hätte zurückgeführt werden können. Ein Tumor-Enhancement konnte völlig ausgeschlossen werden, sodass die Misteltherapie auch bei malignen Melanomen eine sichere und gute Therapie darstellt.

## E) Pankreaskarzinom

Das Pankreaskarzinom hat insgesamt eine sehr schlechte Prognose, da die Diagnose oft zu spät gestellt wird, also wenn der Tumor sich bereits regional ausgebreitet oder schon Metastasen gebildet hat. Frühsymptome sind selten, eine Vorsorgeuntersuchung im Sinne von Tumormarkern ist meist aussichtslos.

### 1. Unkompliziertes Pankreaskarzinom

Ein unkompliziertes Pankreaskarzinom gibt es sehr selten, aber Zufälle können trotzdem solche Fälle frühzeitig zur Diagnostik bringen.

1.1 Tumorformel: $T_1$, $N_0$, $M_0$, $G_1$. Die Tumorformel sagt aus, dass sich das Karzinom in einer Größe von < 2 cm rein auf das Pankreas beschränkt. Dieses im Pankreaskopf lokalisierte Karzinom hat den Gallengang komprimiert, sodass frühzeitig eine Diagnostik erfolgte.

1.2 Da es sich um ein lokalisiertes Karzinom handelte, war die Prognose eigentlich relativ gut. Da es jedoch in einem so stark durchbluteten und mit Lymphgefäßen durchsetzten Umfeld lag, musste trotzdem versucht werden, die Immunstimulation rasch zu verbessern und über längere Zeit auf hohem Niveau zu halten.

1.3 Als onkologische Basistherapie wurde die Operation durchgeführt. Aufgrund des guten Operationsstatus wurde auf weitere Therapien verzichtet.

1.4 Eine postoperative Immundepression dauert ungefähr vier bis fünf Monate. Da weitere Therapien nicht durchgeführt wurden, musste nicht mit weiteren immunologischen Belastungen gerechnet werden.

1.5 Der Interleukin 2-Rezeptor lag bei 1800, EFT-Test bei 5 (= mangelhaft), Ebenso wurde eine Leukopenie mit 3500 Leukozyten, 1100 Lymphozyten und 300 eosinophilen Granulozyten festgetellt. Die freien Radikale waren mit 2000 maximal erhöht, wahrscheinlich durch eine postoperative Stauung.

1.6 Nach den Richtlinien müsste die Patientin mit ISCADOR® M behandelt werden, bei dieser Prognose relativ rasch zweimal mit ISCADOR® M Serie 0, dann Serie I, nachfolgend Serie II Der Misteldifferenzierungstest zeigte aber ISCADOR® Qu 5 mg spezial, Helixor® M und AbnobaViscum® Quercus an.

1.7 Die Wesensgliederdiagnostik war nicht zielführend, da ohne jegliche Veränderungen.

1.8 Das psychosoziale Umfeld war regelrecht, es gab keine Belastungsfaktoren.

1.9 Der Patientin wurde eine Heileurythmiebehandlung angeboten, da erfahrungsgemäß Karzinome im Pankreasbereich für die Ganzheit des Menschen sehr eingreifend sind. Das Pankreas ist ein zentrales Organ, das sowohl in der Regulation des Zuckerstoffwechsels sozusagen nach innen als auch für die Regulation der »Außenwelt« zuständig ist, indem Enzyme zur Verdauung und zur Aufbereitung des Nahrungsbreies produziert werden. Es ist immer wieder zu erleben, dass Karzinome in diesem Bereich die Ich-Organisation des Patienten nachhaltig schädigen. Die Patientin hat dieses Angebot angenommen, sie macht jetzt seit fünf Jahren Heileurythmie und übt heute noch täglich.

1.10 Weitere Therapien aus der komplementären Krebstherapie wurden nicht notwendig.

1.11 Bei der Patientin lag eine gute Prognose vor. Die postoperative Komplikationen hatte sie schnell überwunden, postoperativ trat kein Diabetes auf, Verdauungsstörungen sind ebenfalls nicht beobachtet worden, allenfalls ein geringer Stuhlverhalt, der durch Erhöhung der Trinkmenge und durch Einnahme von Enzymen ausgeglichen werden konnte. Der anfänglich deutlich reduzierte Immunstatus besserte sich durch ISCADOR® Qu 5 mg spezial sehr rasch, nach drei Monaten waren sämtliche Immunparameter ausgeglichen. Es konnten im Folgenden die Injektionsabstände deutlich verlängert werden; bereits nach einem Jahr machte die Patientin zwei Wochen Pause nach jeweils 14 Injektionen, im dritten Jahr wurden die Pausen auf drei Wochen, im vierten Jahr auf vier Wochen und jetzt im fünften Jahr auf fünf Wochen verlängert. Die Patientin fühlt sich durch die Misteltherapie sehr gut geschützt. Man könnte jetzt auf eine sechswöchige Pause übergehen oder die Misteltherapie unter einer weiteren Kontrolle des Immunstatus beenden. Die Patientin berichtet aber, dass sie auf die Misteltherapie in dieser reduzierten Form jetzt nicht verzichten will, weil sie sich jedes Mal für einige Zeit im seelischen und geistigen Bereich angeregt fühlt, aber auch körperliche Symptome seien spürbar verringert. Sie habe deutlich mehr Kraft, ihren Alltag zu bewältigen.

## 2. Aggressives Pankreaskarzinom

2.1 Tumorformel: $T_3$, $N_0$, $M_0$, $G_2$.

2.2 Der Tumor war relativ groß; bei einer $T_3$-Situation hatte er sich bereits jenseits des Pankreas ausgebreitet, hatte jedoch noch nicht die entsprechenden Gefäße infiltriert, sondern war bislang nur ins peripankreatische Fettgewebe eingebrochen. Damit waren in diesem hochsensiblen Bereich die Alarmsignale jedoch deutlich vorhanden und es muss eine lang andauernde, aggressiv hohe und konsequente Misteltherapie gemacht werden.

2.3 Als onkologische Basistherapie wurde die Operation durchgeführt, Lymphknoten waren nicht befallen. Die Operation gelang gut. Es wurde für sechs Monate eine Gemzar®-Therapie angesetzt.

2.4 Die Chemotherapie mit Gemzar® war relativ gut verträglich und wirkte kaum immundepressiv. Das musste jedoch immunologisch kontrolliert werden.

2.5 Immundiagnostisch ergaben sich folgende Werte: Interleukin 2-Rezeptor 2000, EFT 6, Leukozyten und Lymphozyten im Normbereich, eosinophile Granulozyten 250. Hier ist deutlich zu sehen, dass man nach der alleinigen Bestimmung des Blutbildes und des Interleukin 2-Rezeptors von einem guten Immunsystem ausgegangen wäre. Der EFT-Test zeigte jedoch eine völlige Blockade an. Grundsätzlich muss vermerkt werden, dass die Immun*funktion* wichtiger ist als die Anzahl vorhandener Immunzellen, da es besser ist, wenn weniger vorhandene Immunzellen überhaupt funktionieren, als wenn sehr viele Immunzellen zwar vorhanden, jedoch blockiert sind.

2.6 Nach den Richtlinien würde die Patientin mit ISCADOR® M behandelt werden. Der Misteldifferenzierungstest ergab jedoch ISCADOR® M 5 mg spezial als bestes

Präparat an neben Helixor® A und AbnobaViscum® Fraxini.

2.7 Wesensgliederdiagnostik: völlig unauffällig.

2.8 Psychosoziales Umfeld: völlig unauffällig.

2.9 Der Patientin wurde aufgrund der oben genannten Umstände eine Heileurythmiebehandlung angeboten. Sie versuchte diese Therapie, konnte jedoch kein Verhältnis dazu gewinnen und entschied sich für die Körpertherapie Skiatsu.

2.10 Weitere Behandlungen aus der komplementären Krebstherapie wurden nicht notwendig.

2.11 Bei der Patientin wurde ISCADOR® M 5 mg spezial in üblicher Dosierung gegeben. Es dauerte sechs Monate, bis der Immunstatus ausgeglichen war. Es handelte sich deshalb um keine sehr gute, aber immer noch um eine gute Prognose durch die Wirkung der Mistelpräparate. Die Chemotherapie wurde von der Patientin ohne jegliche Komplikationen vertragen, es trat lediglich ein Chronic-Fatigue-Syndrome auf, das immer dann besonders stark war, wenn Pausen mit der Misteltherapie eingelegt wurden. Deshalb wurde über zwei Jahre mit jeweils nur einer Woche Pause nach 14 Injektionen die Therapie mit ISCADOR® M 5 mg spezial weitergeführt. Danach zeigte sich eine Abflachung des Immunstatus und ein Nachlassen der Wirkung von ISCADOR® M 5 mg spezial. Ein erneuter Misteldifferenzierungstest führte dazu, dass auf ISCADOR® P übergegangen wurde in einer Dosierung bis Serie II und dass über sechs Monate einmal wöchentlich ISCADOR® P-Infusionen gegeben wurden.

Anschließend war der Immunstatus ausgeglichen und konnte mit ISCADOR® P Serie II dreimal wöchentlich mit jeweils 14 Tagen Pause nach 14 Injektionen aufrechterhalten werden. Die Beobachtungszeit beträgt jetzt sieben Jahre, die Patientin spritzt immer noch im oben genannten Rhythmus, eine Metastasierung ist nicht eingetreten. Angesichts der Prognose hat die Patientin eine erstaunlich lange Zeit überlebt. Nach dieser langen Zeit ist mit dem Auftreten von Metastasen nicht mehr zu rechnen, trotzdem werden auch weiterhin engmaschige immunologische Kontrollen angestrebt.

## 3. Metastasierendes Pankreaskarzinom

3.1 Tumorformel: $T_3$, $N_2$, $M_1$ (Leber), $G_3$. Es handelt sich hier um das aggressivste bekannte Karzinom mit einer bereits eingetretenen Lebermetastasierung, einer Infiltration des Tumors in den Truncus coeliacus und massiv befallenen Lymphknoten.

3.2 Für die Misteltherapie gilt auch hier eine schnelle, hochgradige Dosierung, eine Subkutantherapie ist in den meisten Fällen nicht ausreichend.

3.3 Als onkologische Basistherapie wurde die Operation durchgeführt, die Lebermetastasierung wurde erst intraoperativ entdeckt. Es konnte nur eine palliative Operation gemacht werden, weil der Tumor nicht vollständig vom Truncus coeliacus gelöst werden konnte. Damit standen wir vor der Situation, dass der Tumor angeschnitten wurde, woraus oft eine weitere Metastasierung resultiert. Nachfolgend wurde eine Chemotherapie eingesetzt, in diesem Falle nach dem GEMOX-Schema, das Gemcitabine und Oxaliplatin enthält.

3.4 Die lebenslange Chemotherapie führte durch die Nebenwirkungen zu einer dauernden Belastung für die Patientin. Durch die Misteltherapie musste versucht werden, die Nebenwirkungen der onkologischen Basistherapie zu minimalisieren und das Immunsystem rasch und nachhaltig zu verbessern.

3.5 Die Immundiagnostik war verheerend: Der Interleukin 2-Rezeptor war auf 300 erniedrigt, der EFT-Wert auf 6 blockiert, die Patientin hatte eine Leukopenie, Lymphopenie und kaum messbare eosinophile Granulozyten.

3.6 Nach den Richtlinien würde die Patientin mit ISCADOR® M in rascher ansteigender Dosierung behandelt, der Misteldifferenzierungstest ergab als wirksame Präparatw Helixor® A, Helixor® M, AbnobaViscum® Fraxini, AbnobaViscum® Quercus und ISCADOR® Qu 5 mg spezial.

3.7 Die Wesensgliederdiagnostik war schwierig, da die Patientin erst postoperativ zur Therapie kam und durch die schwere Operation und die schon begonnene Chemotherapie so verändert war, dass sie in ihrer ursprünglichen Ganzheit nach Leib, Seele und Geist so nicht mehr eingeschätzt werden konnte. Jetzt war sie massiv geschwächt, die Aufrichtekraft völlig gebrochen, sie war von Angst gelähmt.

3.8 Das psychosoziale Umfeld ist unauffällig, von dieser Seite her gab es keine Belastung. Ihr Ehemann kümmerte sich rührend um sie.

3.9 Der 54jährigen Patientin wurden verschiedene Therapieangebote aus dem Bereich der anthroposophisch erweiterten Medizin gemacht. Die Termine für die Heileurythmie und weitere künstlerische Therapien konnte sie nie wahrnehmen, da sie sehr häufig hospitalisiert oder nach der Chemotherapie zu schwach war. Medikamentös wurde sie mit Hepatodoron®, Vitis comp., Aurum Cardiodoron® comp.®, Veratrum album, Formica D6® und Aurum metallicum praeparatum® behandelt.

3.10 Im Laufe der Behandlung wurden eine Vitamin C-Hochdosis-Infusionstherapie, $O_2$-Inhalationstherapie, Thymustherapie mit ThymUvocal® sowie eine medikamentöse Behandlung mit Selen, Vitamin E, Eleu-Kokk® und Padma 28 durchgeführt.

3.11 Nach der Statistik hätte die Überlebenszeit der Patientin unter einem Jahr betragen, jetzt sind drei Jahre Beobachtungszeit vergangen. Die Lebermetastase hat sich völlig zurückgebildet, weitere Metastasen sind nicht aufgetreten. Die Patientin hatte man neun Monate lang mit der Chemotherapie behandelt, danach wurde ein Auslassversuch gemacht. Nachdem keine weitere Progredienz eintrat, wurde keine neue Chemotherapie angesetzt. Der Verlauf ist insgesamt sehr erstaunlich. Die Therapie mit ISCADOR® spezial wird weiter engmaschig fortgeführt. Es ist auch nach drei Jahren noch nicht zu einer Gewöhnung an dieses Präparat gekommen, was eigentlich die Regel gewesen wäre. Die Patientin reagiert extrem gut auf die Behandlung. Sie hat jetzt neuen Lebensmut gefasst, will sogar wieder mit einer Heileurythmiebehandlung beginnen, die sie aus Hospitalisationsgründen ja immer hatte verschieben müssen.

Insgesamt ist dies ein ungewöhnlich guter therapeutischer Verlauf.

## F) Basaliom

Hier sei noch einmal grundsätzlich zu dem Problem der Basaliome Stellung genommen.

Grundsätzlich haben die Basaliome eine sehr gute Prognose sowohl für die Überlebenszeit als auch für die Gesundung, da in der Regel keine Metastasierung auftritt. Es gibt aber eine sehr ungünstige bis infauste Prognose bei fortgeschrittenen oder langfristig fehlbehandelten Erkrankungsstadien, wenn zum Beispiel die Diagnose zu spät gestellt wurde und die Basaliome längere Zeit als Ekzeme behandelt worden sind.

Außer der operativen Therapie und der eventuellen Radiotherapie ergeben sich wenige Therapiemöglichkeiten, heute wird über eine lokale Chemotherapie zum Beispiel mit einer 5-Fluoruracil-Creme (Efudix®) diskutiert.

Wichtig sind die Basaliome insofern, als sie anzeigen, sozusagen als Spitze des Eisberges, dass die körpereigene Immunregulation an einer Stelle, nämlich dem Hautorgan, versagt und die Erkennung von bösartigen Zellen nicht unterbunden hat.

Nach unseren eigenen Beobachtungen und nach den entsprechenden wissenschaftlichen Untersuchungen erleiden etwa 30 Prozent der Patienten, die ein Basaliom hatten, im Laufe der nächsten 10 bis 15 Jahre ein manifestes Karzinom.

Damit würde das Basaliom also anzeigen, dass das Immunsystem des Patienten nicht richtig funktioniert. Wir führen deshalb bei jedem Patienten mit einem Basaliom eine Immundiagnostik mit EFT-Test und Interleukin 2-Rezeptor sowie Differentialblutbild durch. Patienten mit einem guten Immunsystem werden in einem halbjährlichen Turnus, später in einem jährlichen Turnus nur nachbeobachtet. Patienten mit einem ungünstigen Immunstatus werden nach dem Ergebnis des Misteldifferenzierungstests behandelt und engmaschiger kontrolliert.

Eine Durchsicht unserer Patientenakten ergibt eine Erkrankungsrate an einem manifesten Karzinom von lediglich 3 Prozent im Vergleich zu 30 Prozent in der Literatur, sodass unsere Vorgehensweise gerechtfertigt erscheint.

## G) Palliativmedizinische Aspekte

Die Palliativmedizin ist ein großes Fachgebiet geworden, in das verschiedene Bereiche von der inneren Medizin über die Chirurgie bis hin zur Psychologie und auch zur seelsorgerischen und pflegerischen Betreuung von Patienten mit integriert wurden.

Es ist auch sinnvoll, bei Patienten, die in einer palliativen Situation sind und unter einer Polymetastasierung leiden, mit einer Misteltherapie zu beginnen. Hier kann natürlich auf jegliche Immundiagnostik oder auf den Misteldifferenzierungstest verzichtet werden, es wird lediglich so therapiert, bis die Krankheitserscheinungen, unter denen der Patient leidet, sich verbessert haben.

Gerade bei einer Misteltherapie ist nachgewiesen, dass Schmerzen deutlich reduziert werden können, Übelkeit deutlich weniger auftritt und der Appetit wieder gestärkt wird, was bei zunehmend kachektischen Patienten eine große Rolle spielt. Auch über eine Infektprophylaxe und eine Reduktion von Schleimhautentzündungen wurde berichtet. Weiterhin bleiben die Patienten erstaunlich lange seelisch und geistig stabil und können damit sozusagen »im Leben gehalten werden«.

Einer ausführlichen Darstellung der therapeutischen Möglichkeiten mit den Medikamenten aus der anthroposophisch erweiterten Medizin widmet sich das nächste Buch dieser Reihe: *Die Umsorge des Patienten – Ein onkologisches Konzept von der Vorsorge bis zur Nachsorge.* In diesem Buch werden die Medikamente ausführlich besprochen werden, die auch in palliativmedizinischer Hinsicht eingesetzt werden können.

## H) Metastasierungsprophylaxe als Aufgabe der Nachsorge

Bei der Besprechung der einzelnen Patienten haben wir schon verschiedentlich auf die sogenannte Metastasierungsprophylaxe hingewiesen.

Rudolf Steiner hat die Krebskrankheit, den Krebs, ursprünglich »als Sinnesorgan an falscher Stelle« bezeichnet. Lange Zeit hat man diesen Hinweis überhaupt nicht verstanden. Heute wissen wir, dass zum Beispiel das Kolonkarzinom ein »vorausschauendes, denkendes Wesen« ist, das Stoffe in Richtung Leber aussendet, die das Andocken von absiedelnden Tumorzellen aus dem Kolonkarzinom in der Leber vorbereiten. Die Krebskrankheit scheint tatsächlich ein intelligentes Wesen zu sein, das nicht nur einen lokalisierten Zellunfall darstellt – vielleicht war das einmal am Anfang so –, sondern das lernt, mit dem gesamten Organismus umzugehen. In diesem Sinne können auch die vielfältigen sogenannten paraneoplastischen Syndrome betrachtet werden. Es sind über 1200 paraneoplastische Syndrome bekannt, die mit und durch eine Krebserkrankung auftreten und von einer relativ harmlosen Erhöhung des Cholesterinspiegels von großflächigen, juckenden Ekzemen und massiven Schmerzen bis hin zu einer völligen Erblindung reichen.

Auch die Vielfältigkeit der körperlichen, seelischen und geistigen Erscheinungen, die zu den paraneoplastischen Syndromen gehören, zeigen, wie sehr dieser Krebs mit dem ganzen Organismus verbunden ist und seine Auswirkungen in alle Organsysteme schickt.

Wir wissen heute auch, dass für das Andocken von Krebszellen ein bestimmtes günstiges Milieu im Bereich des jeweiligen Organsystems vorhanden sein muss. Ein ungünstiges Milieu führt dazu, dass die Tumorzellen nicht andocken können. In schulmedizinischer Hinsicht wird prophylaktisch die Therapie mit den Bisphosphonaten gemacht, weil dadurch das

Knochensystem wie versiegelt wird und Tumorzellen dort nicht andocken können und es auch zu weniger Organmetastasen kommt, also auch hier ein Organschutz existieren muss.

Wir versuchen seit längerer Zeit gleichzeitig mit der Primärtherapie eine Metastasierungsprophylaxe durchzuführen, um das Organmilieu so zu stärken, dass Tumorzellen hier nicht andocken können.

Folgende Therapien werden durchgeführt:

1. Hepatodoron® oder Vitis comp. für die Leber oder die Anwendung von Silymarin-Präparaten.
2. Für die Stärkung des Organmilieus im Bereich der Lunge Formica D6 Dilutio 3 mal 20 Tropfen über längere Zeit.
3. Zur Prophylaxe vor Knochenmetastasen Cerrusit D8 und Pyromorphit D8 als Injektionslösung (Weleda).
4. Quarzpräparate für die Stärkung der Hautfunktion, zusammen mit der Verabreichung von Aconit-Öl.

# IV. Klinischer Leitfaden – Teil C

## 1. Begleittherapie

Die vielfältigen Krankheitserscheinungen bei unseren Patienten, die zum Teil auf den Tumor, zum Teil aber auch auf die onkologische Basistherapie zurückgehen, bedingen eine medikamentöse Begleittherapie, für die das *Weleda-Care-Programm* entwickelt worden ist. Verschiedene Medikamente aus diesem Bereich können uneingeschränkt für die Therapie von Tumorpatienten empfohlen werden.

1. *Amara-Tropfen* bei funktionellen Störungen der Bildung oder Absonderung von Verdauungssäften, wie sie postoperativ zum Beispiel beim Pankreaskarzinom oder nach der Operation von Kolonkarzinomen auftreten. Weiterhin bei Störung der Bewegungsabläufe von Magen und Dünndarm, die bei Patienten unter Chemotherapie oder nach Operation im genannten Bereich vielfältig sind.
2. *Weleda Balsamischer Melissengeist* bei Übelkeit und Erbrechen, bei Störung der Bewegungsabläufe im Magen-Darm-Trakt und bei Kollapsneigung des Patienten.
3. *Weleda Calendula-Essenz* bei oberflächennahen Entzündungen, bei einer verzögerten Wundheilung, zur Spülung von entzündeten Schleimhäuten, insbesondere wenn eine Bestrahlungsbehandlung stattgefunden hat oder wenn eine Stomatitis aphtosa nach Chemotherapie aufgetreten ist.
4. *Calendula-Wundsalbe* zur Behandlung von oberflächennahen Entzündungen, zum Beispiel bei großflächigen Narbenbehandlungen oder bei Bestrahlungsfolgen außerhalb der akuten Strahlentherapie.

5. *Hypericum Auro cultum, Herba D2, D3* zur Anregung des Herz-Kreislauf-Systems und zur Therapie von Depressionen, wie sie ja bei unseren onkologischen Patienten häufig vorkommen.
6. *Digestodoron®* bei Sodbrennen, Übelkeit, Meteorismus, Durchfall, Stuhlverhalt, bei Morbus Crohn und Colitis ulcerosa, aber auch bei funktionellen Darmstörungen unter Chemotherapie oder nach operativen Eingriffen in diesem Bereich.
7. *Combudoron®* bei Verbrennungen, bei akuten Strahlenschäden, aber auch zur Behandlung von entzündlichen Veränderungen im Injektionsbereich der Misteltherapie. Insbesondere wenn Combudoron® gekühlt (im Kühlschrank) aufbewahrt wird und dann unmittelbar nach der Mistelinjektion aufgetragen wird, können größerflächige Entzündungen im Bereich der Injektionsstelle vermieden werden.
8. *Hepatodoron®* bei einer chronischen Hepatitis, einer Fettleber, bei funktionellen Leberstörungen, aber auch zur Therapie des Lebermilieus im Sinne einer Metastasierungsprophylaxe. Weiterhin zur Entgiftung nach und bei allen Chemotherapien.
9. *Choleodoron®* bei Funktionsstörungen von Leber und Galle, zur Anregung der Verdauung, gerade nach Operation zum Beispiel im Pankreasbereich.
10. *Avena sative comp.* zur Anregung seelischer Funktionen und zur Behandlung von Schlafstörungen.
11. *Cardiodoron®* zur Behandlung von Dysregulationen im Herz-Kreislauf-System.

## 2. Kombination von ISCADOR® mit schulmedizinischen Therapien

Generell kann ISCADOR® mit allen schulmedizinischen Therapien kombiniert werden. Wie wir gesehen haben, ist es fast geradezu zwingend, ISCADOR® dann mit in den Behandlungsplan aufzunehmen, wenn das durch die schulmedizinische Behandlung, zum Beispiel durch die Chemotherapie, bereits gestörte Immunsystem noch weiter gestört wird.

Bei Chemotherapie, Bestrahlungsbehandlung, Behandlung mit Bisphosphonaten, Antikörpern und bei der antihormonellen Behandlung ist jeweils zu bedenken, dass es sich bei all diesen Therapien um immundepressive Therapien handelt. In der Regel muss die Misteltherapie verstärkt werden, also von Serie 0 auf Serie I, von Serie I auf Serie II, von Serie II auf ISCADOR® spezial und von ISCADOR® spezial auf zusätzliche immunstimulierende Therapien, wie zum Beispiel Thymuspräparate, Vitamin C-Infusionstherapie, Mistelinfusionstherapie oder Medikamente wie Eleu-Kokk®und Padma 28.

Ausgenommen sind Patienten, die massiv geschwächt sind. Dies trifft in der Regel nicht auf die onkologische Primärbehandlung zu. Bei einer palliativen Situation, wenn die dritte oder vierte Chemotherapie oder Bestrahlungsbehandlung eingesetzt wird, kommt es oft zu einer Schwächung des Patienten, die eher eine Reduktion der Misteltherapie notwendig macht. Der geschwächte Organismus wird durch eine zu starke Mistelbehandlung überfordert; es zeigt sich dies in einer extremen Reaktion im Bereich der Mistelinjektion, in einer Übersteigerung des Interleukin 2-Rezeptors oder in einer massiven Zunahme der eosinophilen Granulozyten. In diesem Fall muss eher um eine Stärke reduziert werden, manchmal reicht hier auch eine Therapie mit ISCADOR® Serie 0 aus.

## 3. Das Therapieangebot der anthroposophisch erweiterten Medizin

Die anthroposophisch erweiterte Medizin hat weitere Therapieangebote, die im Folgenden kurz charakterisiert werden:

1. *Äußere Anwendungen* wie Auflagen, Bäder als Teilbäder oder Ganzbäder, Einläufe, Einreibungen, Kompressen, Ölpackungen, Salbenlappen, Waschungen und Wickel. Das Therapieangebot hier ist sehr differenziert, interessierte Ärzte seien auf das Literaturverzeichnis verwiesen.
2. *Arzneimittel aus der Natur:* Diese Arzneimittel sind zum Teil pflanzlichen, anorganischen oder tierischen Ursprungs. Rund 3000 verschiedene Medikamente umfasst das Therapieangebot der Weleda. Die therapeutischen Möglichkeiten sind vielfältig; sie können hier nicht aufgezählt werden, sondern bedürfen eines intensiven Studiums der anthroposophisch erweiterten Medizin. Entsprechende Fortbildungsmöglichkeiten sind im Anhang genannt.
3. *Künstlerische Therapien:* Die künstlerischen Therapien umfassen das plastisch-therapeutische Gestalten, die Maltherapie, die Musiktherapie, die therapeutische Sprachgestaltung und die Heileurythmie. Sie werden seit Jahrzehnten praktiziert, von ausgebildeten Therapeuten durchgeführt und sind in der Literatur hinreichend beschrieben. Die therapeutischen Erfahrungen sind vielfältig und gut. Es ist notwendig, den einzelnen Patienten auf diese Therapien hinzuweisen und auch entsprechend hinzuführen. Dabei sind die Erstkontakte mit den entsprechenden Therapeuten ausschlaggebend.

   Insbesondere sei hier die *Heileurythmie* hervorgehoben. Die Heileurythmie ist eine Bewegungstherapie, die immer aufgrund der Diagnose eines Arztes verordnet wird und von einer diplomierten Heileurythmistin, die über eine fünfjährige Ausbildungszeit verfügt, in Zusammenarbeit mit diesem Arzt ausgeübt wird. Die Heileurythmie wurde den Ärzten durch Rudolf Steiner als therapeutisches Instrument übergeben. Das bewusste Einwirken durch eine künstlerisch-therapeutische Tätigkeit erfordert zunächst einmal eine differenzierte Kenntnis des gesunden und des kranken Organismus.

Krebspatienten erleben in der Heileurythmie, dass sie die Möglichkeit haben, aktiv etwas zu ihrem Heilungsprozess beizutragen und nicht passiv der Krankheit ausgeliefert zu sein. Dies führt schon unmittelbar zu einer Besserung des Befindens. Viele Krebspatienten bemängeln, dass *an ihnen* therapiert wird und dass sie selber zur Genesung so wenig beitragen können.

Das seelische Erleben des Menschen richtet sich auch nach den objektiven Gesetzen der Sprache, die bei der Heileurythmie in der Bewegungsgestaltung ausgedrückt werden kann. Was sich durch das heileurythmische Üben organisch verändert, ist für den Patienten zunächst nicht unmittelbar festzustellen, da es sich um einen langfristigen Prozess handelt, bei dem das erkrankte Organ im Sinne einer Wiederherstellung der Organfunktion und der Organgestalt therapiert werden soll. Natürlich kann das erkrankte Organ, das ja oft durch Operation entfernt werden musste, nicht wiederhergestellt werden, es kann jedoch versucht werden, eine harmonische innere Ganzheit zu erreichen und dem Patienten das weitere Leben in diesem Zustand zu ermöglichen.

Viele Krebspatienten leiden an einem Chronic-Fatigue-Syndrome, einem chronischen Müdigkeitssyndrom, das üblicherweise durch Antidepressiva therapiert wird. Diese Antidepressiva führen wiederum zu einer weiteren Lähmung und oft zu einer Verstärkung der Müdigkeit. Diese Kraftlosigkeit, dieses Fatigue-Syndrom, kann durch heileurythmische Übungen günstig beeinflusst werden. Das Gleiche gilt für die Lockerung erstarrter Bewegungsformen, indem durch die Steigerung der eigenen Aktivität wieder Zuversicht und Kraft angeregt werden, sich auch biografisch mit der Krebskrankheit auseinanderzusetzen. Was bedeutet diese Krankheit in meinem jetzigen Lebensabschnitt für mich, was für meine Familie?

Die Heileurythmie kann – verkürzt ausgedrückt – Kräfteströme im Körper so lenken, dass Fremdkräfte im Organismus nicht mehr wirksam sind und die Einheit von Leib, Seele und Geist wiederhergestellt wird. Sie kann organisch eine Verbesserung von Lymphstauungen bewirken, Schmerzen lindern und Wahrnehmungsfähigkeiten verbessern.

Sie kann darüber hinaus die Nebenwirkungen von Operation, Bestrahlung und Chemotherapie, aber auch der antihormonellen Behandlung vermindern. Viele Patienten spüren die belebende Wirkung der Heileurythmie nach kurzer Zeit und führen sie unter Anleitung dann selbstständig weiter.

Das *therapeutische Plastizieren* ist dann angezeigt, wenn es körperliche oder psychische Auflösungsprozesse gibt, bei Gestaltverlust, Deformierung, bei Grenzproblemen, bei Orientierungsschwächen oder bei Ordnungsverlust.

Eine *therapeutische Maltherapie* würden wir einsetzen bei Stagnation, Stillstand, Erstarrung, Hemmung, Ablagerungen und Verhärtungen, wie sie bei vielen Krebspatienten schon primär vorliegen und oft durch die schulmedizinische Krebstherapie noch gefördert werden.

Eine *Musiktherapie* wird durchgeführt zur Stabilisierung des seelischen Befundes, der Aktivierung von seelischen und geistigen Funktionen, insbesondere nach Chemotherapie. Unter Chemotherapie ist nachgewiesen, dass bestimmte Gebiete im Bereich des Vorderhirnes betroffen sind und dass damit Nerven-Sinnes-Qualitäten über mehrere Jahre massiv gestört bleiben. Dies kann durch eine Musiktherapie deutlich verbessert werden.

Durch eine *therapeutische Sprachgestaltung* lassen sich Rhythmen und Störungen des Atmungsprozesses therapieren, die Fantasie und seelisch-geistige Prozesse werden angeregt.

Dies sei eine kurz zusammengefasste Beschreibung der Einsatzmöglichkeiten der künstlerischen Therapien. Für intensive Schilderungen von Patientenverläufen und Indikationsmöglichkeiten sei auf das Literaturverzeichnis verwiesen.

## 4. Kombination von ISCADOR® mit komplementärmedizinischen Therapien

Grundsätzlich kann die ISCADOR®-Therapie mit allen anderen komplementärmedizinischen Therapien kombiniert werden, wobei es nicht immer sinnvoll ist, alle einzusetzen.

Grundsätzlich würden wir für die ersten acht bis zwölf Wochen eine alleinige Misteltherapie durchführen, um zu sehen, welche therapeutische Vielfalt damit gegeben ist. Die Misteltherapie regt viele Funktionen und Rhythmusprozesse im ganzen Körper an, stimuliert das Immunsystem und reduziert überhöhte freie Radikale. Eine gleichzeitige Therapie mit ganz verschiedenen Medikamenten lässt dann nicht mehr differenzieren, welche therapeutischen Ergebnisse der Misteltherapie und welche den anderen komplementären Therapien zuzuordnen sind.

Es ist sehr viel besser, sich zunächst auf die Misteltherapie zu beschränken und abzuwarten, welcher weitere Therapiebedarf des Patienten nach drei Monaten besteht.

Eine unzureichende Stimulation des Immunsystems würden wir mit einer Vitamin C-Hochdosis-Infusionstherapie kombinieren, weiterhin mit einer Thymustherapie, wobei die entsprechenden Präparate mit Onkoimmun® ausgetestet werden sollten, da sie bei den einzelnen Patienten unterschiedlich stark wirken und einer gezielten Überprüfung bedürfen.

Zur besseren Immunstimulation dienen auch Sauerstoff-Inhalationstherapien, die gleichzeitig die Durchblutung im Tumorbereich fördern und entsprechend mehr Mistelsubstanz, antihormonelle Substanz, aber auch chemotherapeutische Medikamente in den Tumorbereich bringen. Auch reduziert die Sauerstoff-Inhalationstherapie, sofern sie mit einer Ionisation verbunden ist, die Nebenwirkungen der Bestrahlungstherapie.

Vor einer Ozontherapie ist zu warnen, da die Ozontherapie das Interleukin 6 überstimuliert und hier keine immunmodulatorische Regulation stattfindet. Insbesondere vor höheren Konzentrationen von $O_3$ sei gewarnt.

Die Medikamente Padma 28 und Eleu-Kokk® setzen wir immer dann ein, wenn eine alleinige Misteltherapie nicht zu einer genügenden Immunstimulation führt, diese aber trotzdem angeregt ist, sodass von einer Infusionsbehandlung noch abgesehen werden kann.

Unter der Therapie mit verschiedenen Pilzen, verschiedenen Teezubereitungen, einer Kolon-Hydro-Therapie und ähnlichen Verfahren haben wir noch keinen therapeutischen Benefit für unsere Patienten gesehen.

Bezüglich einer Entgiftungstherapie sind wir der Meinung, dass die beste Entgiftung in der Anregung der Nierenfunktion und der Leberfunktion besteht. Hierfür gibt es bestimmte Medikamente aus der anthroposophisch erweiterten Medizin, die wir erwähnt haben. Darüber hinaus sind für mich Entgiftungsbehandlungen im Sinne einer Infusionsbehandlung obsolet, da sie oft den Therapeuten besser helfen als dem Patienten.

Über Jahrzehnte hinaus habe ich die verschiedenen Diäten von der Budwig-Diät bis hin zu jeder propagierten Diät studiert. Es gibt heute über 600 Bücher im deutschsprachigen

Raum, die sich mit Tumordiäten befassen – für den Patienten sehr verwirrend, auch für Ärzte, da in dem einen Buch hochgepriesen wird, was im anderen strikt verboten wird.

Wir sind heute dazu übergegangen, dem Patienten klarzumachen, dass immer die Frage gelten muss: »Was tut mir gut?«

Dies gilt nicht nur für die Ernährung, sondern auch für die gesamte Lebensführung. Ein oft erwähntes Beispiel ist das Pfeffersteak und das gute Glas Rotwein, in einer freundlichen Runde genossen, das zu deutlich mehr Immunstimulation führt als der Vollkornbratling, der mit Mineralwasser hinuntergespült wird und keine Lebensfreude auslöst!

Die Lebensfreude ist letztlich das wichtigste Kriterium, das wir an alle Therapien und auch Diäten richten müssen.

Wir sind heute für eine fettreduzierte, fleischreduzierte und alkoholreduzierte Diät. Insbesondere Tomaten und Kartoffeln als Vertreter der Nachtschattengewächse sollten vermieden werden. Dies geht auf eine Anregung von Rudolf Steiner zurück, der die Nachtschattengewächse für Tumorpatienten wegen ihrer Giftwirkung verboten hat. Wir können heute nachweisen, dass tatsächlich eine übermäßige Ernährung mit Nachtschattengewächsen in unseren Breitengraden zu einer Erhöhung der Krebsinzidenz führt. Insbesondere der Verzehr von Tomaten sollte massiv reduziert werden und auch der Verzehr von neuen Kartoffeln, wobei bei den überwinterten Kartoffeln Kompromisse eingegangen werden können.

Psychoonkologische Verfahren sind wichtig; bewährt haben sich die Visualisierungsübungen nach Simonton, jedoch nicht nur diese, sondern das gesamte Simonton-Programm, das den Patienten dazu bringt, sich mit dem Krebs als Krankheit des gesamten Organismus und mit den Auswirkungen auf die weitere Lebensführung zu befassen und sich auf mögliche Rezidive vorzubereiten.

Das Selbstregulationstraining nach R. Grossarth-Maticek (siehe Literaturverzeichnis) ist ebenfalls hilfreich, wenn sich

Patienten differenziert mit dem recht umfangreichen Fragebogen auseinandersetzen können und so eine Selbstanalyse durchführen, um zu erkennen, wo in der weiteren Entwicklung Schwerpunkte gesetzt werden sollen.

# V. Anhang

## 1. Glossar

| | |
|---|---|
| Aromatase: | Enzym mit Aktivität beim Hormonstoffwechsel |
| Angioneogenese: | Gefäßneubildung |
| Balneotherapie: | Behandlung mit Bädern aus natürlichen Heilquellen |
| Basaliom: | bei rechtzeitiger Behandlung prognostisch meist gutartiger Tumor der Haut |
| Cervixkarzinom: | Gebärmutterhalskrebs |
| Colon ascendens: | Teil des Dickdarms |
| Dysurie: | erschwerte (schmerzhafte) Harnentleerung |
| endoplastisches Retikulum: | elektromikroskopisch sichtbares, im Grundplasma der Zellen gelegenes Hohlraumsystem aus Bläschen, Kanälen und Zisternen |
| Enhacement: | Erhöhung, Steigerung, Beschleunigung |
| eosinophile Granulozyten: | mit Eosin (roter Farbstoff) gefärbte weiße Blutkörperchen |
| Grading: | Begriff aus der Onkologie, mit dem der histologische Differenzierungs- und Malignitätsgrad von malignen Tumoren beschrieben wird |
| fungizid: | pilzabtötend |
| Granulozyten: | eine Art weißer Blutkörperchen |
| Hyperthyreose: | Überfunktion der Schilddrüse |
| Hyperkalzämie: | Abfall des Blutkaliumspiegels unter die normale Höhe |
| in situ | in natürlicher Lage im Körper |
| Interleukine: | von →Leukozyten sezernierte Signalsubstanzen der Immunregulation |

| | |
|---|---|
| kachektisch: | abmagernd |
| Kolonkarzinom: | Dickdarmkrebs |
| lege artis: | vorschriftsmäßig, nach den Regeln der ärztlichen Kunst |
| Leptosom: | schlank, hager |
| Leukopenie: | Verminderung der Gesamtleukozytenzahl |
| Leukozyten: | weiße Blutkörperchen. Einteilung in →Granulozyten (60–70 %), →Lymphozyten (20–230 %) und →Monozyten (2–6 %) der Blutleukozyten. Bei infektiösen Erkrankungen kommt es zu phasenhaft ablaufenden Veränderungen der Leukozytenverteilung, die im Differantialblutbild erfasst werden können und einen Rückschluss auf den Krankheitsverlauf ermöglichen |
| Lymphangiosis carcinomatosa: | kontinuierliche Ausbreitung eines Karzinoms in Lymphgefäße |
| Lymphome: | Lymphknotenvergrößerungen, Abkürzung für Lymphdrüsenkarzinome |
| Lymphopenie: | Verminderung der Lymphozyten |
| Lymphozyten: | von Stammzellen im Knochenmark abstammende, in Knochenmark, Lymphknoten, Thymus und Milz gebildete und hauptsächlich über die Lymphbahnen in das Blut gelangende weiße Blutkörperchen |
| malignes Melanom: | bösartiger Hautkrebs |
| Myelom: | vom Knochenmark ausgehender Tumor |
| nasophargyngial: | den Nasenrachenraum betreffend |
| Ovarialkarzinom: | Eierstockkrebs |
| palliativ: | die Beschwerden einer Krankheit lindernd, aber nicht die Ursachen bekämpfend |
| Pankreaskarzinom: | Bauchspeicheldrüsenkrebs |

| | |
|---|---|
| paraneoplastisches Syndrom: | die bei bösartigen Geschwülsten nicht vom Primärtumor oder seinen Metastasen ausgehenden, sondern auf humoraler Fernwirkung beruhenden metabolischen, dystrophischen oder degenerativen Symptome, die nach Tumorentfernung spontan abklingen |
| perikolisch: | am Dickdarm angrenzendes Gewebe Phagozytose: Aufnahme fester Partikel (z.B. Gewebetrümmer, Mikroorganismen, Fremdkörper) in das Zellinnere von →Phagozyten |
| Phagozyten: | sogenannte Fresszellen Plasmozytom: multiples →Myelom |
| Polyposis: | Vorkommen mehrerer Polypen in einem Hohlorgan |
| progredient: | fortschreitend, progressiv |
| Proliferation: | Wucherung |
| Rektumkarzinom: | Mastdarmkarzinom |
| Ribosom: | für den Eiweißaufbau wichtige, submikroskopisch kleine Körnchen am →endoplastischen Retikulum |
| Sklera: | Lederhaut des Auges |
| Truncus coeliacus: | der erste →ventrale Eingeweideast der Bauchaorta |
| T-Zellen: | Untergruppe der Lymphozyten; Tumorabwehr |
| Ventralis, ventral: | zum Bauchraum gehörend |
| visceral: | die Eingeweide betreffend |
| Zytokine: | siehe Lymphokine, Interleukine |
| Zytostastika: | Substanzen, die das Wachstum bösartiger Geschwülste hemmen, aber auch gesunde Zellen in gewissem Ausmaß schädigen können. Ziel ist dabei, die Zelltätigkeit zu verhindern |
| zytotoxisch: | zellvergiftend, zellschädigend |

## 2. Danksagung

Ohne einen Verleger, ein gutes Lektorat und eine gute Manuskripterstellung steht der Autor da wie der Kaiser ohne Kleider. Seit langen Jahren kann ich glücklicherweise sagen, dass ich gut bekleidet bin und über gute und freundschaftliche Verbindungen zu Herrn Johannes Mayer vom Verlag Mayer in Stuttgart verfüge, der diese Reihe seit Jahrzehnten verlegerisch betreut. Des Weiteren hat sich das Lektorat von Frau Roswitha von dem Borne hervorragend bewährt und macht es mir neben meiner Praxistätigkeit überhaupt möglich, solche Bücher zu schreiben. Die solide Erstellung des Manuskriptes verdanke ich wie immer Frau Elisabeth Koester. Allen drei – mich bekleidenden (sic!) – Individualitäten sei wiederum sehr herzlich gedankt.

# 3. Adressteil

## Das Praxislabor Onkobrain® führt folgende Untersuchungen durch:

1. Misteldifferenzierungstest (MDT). Zeigt das optimale Mistelpräparat aus 33 Möglichkeiten.
2. Eosinophilenfunktionstest (EFT). Zeigt, ob die vorhandenen Immunzellen stimuliert oder blockiert sind.
3. Onkoimmun-Test. Zeigt die differenzierte Stimulation mit komplementär-medizinischen Medikamenten.
4. Stuhlimmun-Test. Zeigt, ob eine pathologische Darmflora immundepressiv ist.
5. VoL-Test (Velocity of Lymphozytes). Zeigt die Menge der vorhandenen Immunzellen.
6. Comet-assay. Zeigt die genetische Auswirkung von Radiatio und Chemotherapie und die DNA-Stabilisierung der Mistelpräparate.

Adresse und Fax-Nummer von Labor Onkobrain®
c/o Dr. med. Richard Wagner
Kirchheimer Straße 49
70619 Stuttgart
Fax: 0711 / 47 80 327

Bitte *nur* schriftliche Anfragen!

## Anthroposophische Kliniken und Sanatorien

### a) Anthroposophische Kliniken

*Bundesrepublik Deutschland:*

Filderklinik
Im Haberschlai 7
DE-70794 Filderstadt
Tel. +49 711 77030
Fax +49 711 77033679
www.filderklinik.de
mail@filderklinik.de

Gemeinschaftskrankenhaus Herdecke
Gerhard-Kienle-Weg 4
DE-58313 Herdecke/Ruhr
Tel. +49 2330 621
Fax + 49 2330 623995
www.gemeinschaftskrankenhaus.de
kontakt@gemeinschaftskrankenhaus.de

Abteilungen: Urologie, Fachabteilung und Beratung von Krebstherapien, Schwerpunkt Prostatakarzinom / Innere Medizin / Gynäkologie und Geburtshilfe / Kinderheilkunde / Chirurgie (Allgemein-, Unfall-, Neuro-, Rheuma-Chirurgie) / Psychiatrie/ Kinderpsychiatrie / Röntgen, Anästhesie und Elektrophysiologie

Gemeinschaftskrankenhaus Havelhöhe
Kladower Damm 221
DE-14089 Berlin
Tel. +49 30 365010
Fax +49 30 36501 444
www.havelhoehe.de
info@havelhoehe.de

Paracelus-Krankenhaus
Burghaldenweg 60
DE-75378 Bad Liebenzell
Tel. +49 7052 9250
Fax +49 7052 925215
www.paracelsus-krankenhaus.de
info@paracelsus-krankenhaus.de

*Schweiz:*

Lukas-Klinik
Brachmattstraße 19
CH-4144 Arlesheim
Tel. +4461 706 7171
Fax +4461 706 7173
www.lukasklinik.ch
kontakt@lukasklinik.ch

Ita Wegman-Klinik
Pfeffinger Weg 1
CH-4144 Arlesheim
Tel. +4161 705 7111
Fax +4161 705 0274
www.wegmanklinik.ch
info@wegmanklinik.ch

Paracelsus-Spital
Bergstraße 16
CH-8805 Richterswil
Tel. +4171 787 2121
Fax +4171 787 2351
www.paracelsus-spital.ch
info@paracelsus-spital.ch

## b) Kliniken mit anthroposophischer Abteilung und anthroposophisch orientierte Sanatorien

*Bundesrepublik Deutschland:*

Kreiskrankenhaus Heidenheim
Schlosshausstraße 100
DE-89552 Heidenheim
Tel. +49 7321 332502
Fax +49 7321 332048
www.kliniken-heidenheim.de

Rehabilitationsklinik Schloss Hamborn
Schloss Hamborn 85
DE-33178 Borchen/Paderborn
Tel. +49 5251 38860
Fax +49 5251 3886702
www.schlossharmborn.de
reha-klinik@schloss-harmborn.de

Sanatorium Haus am Stalten
Staltenweg 25
DE-79585 Steinen-Endenburg
Tel. +49 7629 91090
Fax 049 7629 910929
www.stalten.de
haus-am-stalten@t-online.de

Asklepios Westklinikum
Suurheide 20
DE-22559 Hamburg
Tel. +49 40 8191 2300
Fax +49 40 8191 2303
www.asklepios.com
zentrale@asklepios.com

Sanatorium Sonneneck
Kanderner Straße 18
DE-79410 Badenweiler
Tel. +49 7632 7520
Fax +49 7632 752177
www.sanatorium-sonneneck.de
sanatorium_sonneneck@t-online.de

Knappschaftskrankenhaus Essen
Am Deimelsberg 34a
DE-45276 Essen
Tel. 049 201 1740
Fax 049 201 1741005
www.kliniken-essen-mitte.de
info@kliniken-essen-mitte.de

Medizinisches Zentrum Lahnhöhe
Am Kurpark 1
DE-56112 Lahnstein
Tel. 049 2621 9150
Fax 049 2621 915516
www.lahnhoehe.de
info@lahnhoehe.de

*Österreich:*

Ita Wegman-Therapeutikum
Arbeitsgemeinschaft für Anthroposophisches Heilwesen
Südtiroler Straße 16
AT-4020 Linz
Tel. +43 732 661840
Fax +43 732 661815

Paracelsus-Therapeuticon für anthroposophisch ergänzte Medizin
Privatklinik Mariahilf
Radetzkystraße 35
AT-9020 Klagenfurt
Tel. +43 463 5885 991
Fax +43 463 5885 994
www.maria-hilf.at
info@privatklinik-mariahilf.at

Ambulanz für Komplementäre Medizin bei Krebserkrankungen
Universitätsklinik für Frauenheilkunde
Abteilung für Spezielle Gynäkologie
Währinger Gürtel 18–20
AT-1090 Wien
Tel. +43 1 40400 2804
Fax +43 1 40667 4901
www.brust.cc
loe-auerbach@akh-wien.ac.at

*Schweiz:*

Merian Iselin-Spital
Föhrenstraße 2
CH-4009 Basel
Tel. +4161 305 1212
Fax +4161 301 1866
www.merianiselinspital.ch
merian.iselin@mis.bs.ch

Paracelsus-Klinik
CH-9062 Lustmühle
Tel. +4171 335 7171
Fax +4171 335 7100
www.paracelsus.ch
info@paracelsus.ch

Regionalspital Emmental
Komplementärmedizinische Abteilung
CH-3550 Langnau i.E.
Tel. +4134 409 2222
Fax +4134 409 2323
www.regionalspital-emmental.ch
info@regionalspital-emmental.ch

Casa di Cura Andrea Cristoforo
Via Collinetta 25
CH-6612 Ascona
Tel. +091 791 1841
Fax +091 792 2715
www.casadicura.ch
mail@casadicura.ch

c) Beratungsstellen:

*Bundesrepublik Deutschland:*

WELEDA AG
Möhlerstraße 3–5
DE-73525 Schwäbisch Gmünd
Tel. +49 7171 9190
Fax +49 7171 91939
www.einechancemehrbeikrebs.de
info@einechancemehrbeikrebs.de
*Service-Telefon für Fragen zur Misteltherapie:*
*+49 1805 935332 (€ 0,12/min.)*

*Österreich:*

WELEDA GmbH & Co. KG
Hosnedlgasse 27
AT-1220 Wien
Tel. +43 1 2566060
Fax +43 1 2594204
www.weleda.at
dialog@weleda.at

*Schweiz:*

Verein für Krebsforschung
Kirschweg 9
CH-4144 Arlesheim
Tel. +4161 706 7272
Fax +4161 706 7200
www.hiscia.ch
sekretariat@vfk.ch

WELEDA AG
Stollenrain 11
CH-4144 Arlesheim
Tel. +4161 705 2121
Fax 04161 705 2310
www.weleda.ch
info@weleda.ch

Dozentur für Anthroposophische Medizin
KIKOM Universität Bern
Inselspital
Imhoof-Pavillon
CH-3010 Bern
Tel. +4131 632 9758
Fax +4131 632 4262
www.cx-unibe.ch/kikom/
peter.heusser@kikom.unibe.ch
*Die Dozentur für Anthroposophische Medizin führt am Inselspital bei stationären Krebspatienten Konsilien zur Einstellung einer zusätzlichen anthroposophischen Behandlung (ISCADOR®-Therapie) durch und betreut Patienten auf Zuweisung auch ambulant.*

## Patientenorientierte Vereinigungen

### *Bundesrepublik Deutschland:*

Gesundheit Aktiv
Johannes-Kepler-Straße 56
DE-75374 Bad Liebenzell-Unterlengenhardt
Tel. +49 7052 93010
Fax +49 7052 930110
www.gesundheitaktiv-heilkunst.de
verein@gesundheitaktiv-heilkunst.de

### *Österreich:*

Verein für ein anthroposophisches Heilwesen
Österreichische Patientenorganisation für Anthroposophische Medizin (ÖPAM)
Sonnenstraße 2
AT-8010 Graz
Tel. +43 316 3210 7210
Fax +43 316 3210 7212
www.heilwesen.at
heilwesen@anthroposophie.at

*Schweiz:*

anthrosana
Verein für ein anthroposophisch erweitertes Heilwesen
Postplatz 5
CH-4144 Arlesheim
Tel. +4161 701 1514
Fax +4161 701 1503
www.anthrosana.ch
info@anthrosana.ch

## Internet-Adressen

www.betacare.de
Eine vollständige Liste der Selbsthilfeorganisationen, sortiert nach Krankheiten, sowie ein Lexikon für Sozialfragen enthält die betaliste, Neu-Isenburg 2005.

www.krebsinformation.de
Krebsinformationsdienst (KID) des Deutschen Krebsforschungszentrums (DKFZ) Heidelberg

www.krebshilffe.de
Deutsche Krebshilfe e.V.

www.krebsgesellschaft
Deutsche Krebsgesellschaft e.V.

www.krebshilfe.or.at
Die Österreichische Krebshilfe e.V.

www.swisscancer.ch
Krebsliga Schweiz

www.krebs-kompass.de
Der Krebs-Kompass

www.cancernet.nci.nih.gov
CancerNet, CDI – National Cancer Institute (USA)

www.agv.de
Arbeitsgemeinschaft für Verbraucherverbände

www.ilco.de
Deutsche ILCO, Vereinigung für Stomaträger und Menschen mit Darmkrebs

www.ilco.ch
ILCO Schweiz

www.nakos.de
NAKOS – Nationale Kontakt- und Informationsstelle zur Anregung und Unterstützung von Selbsthilfegruppen

www.selbsthilfekrebs.de
Bundesorganisation Selbsthilfe Krebs e.V.

www.leben-wie-zuvor.ch
Schweizer Verein für Frauen mit Brustkrebs

www.mamazone.de
Frauen und Forschung gegen Brustkrebs

www.stiftungpath.de
Die weltweit einzige Tumorbank von Patienten für Patienten

www.frauenselbsthilfe.de
Frauenselbsthilfe nach Krebs e.V.

www.patientenforum.ch
Plattform für Patienten mit belastenden Erkrankungen

www.ex-unibe.ch
Kollegiale Instanz für Komplementärmedizin KIKOM, Lehrstuhl für Komplementärmedizin an der Universität Bern

www.nccam-nih.gov
National Center for Complementary and Alternative Medicine (Abteilung für Komplementärmedizin) der amerikanischen Gesundheits-Behörde (National Institutes of Health)

www.mdanderson.org/cimer
MD Anderson Cancer Center, Krebszentrum der Universität Texas mit sehr ausführlichen Informationen zur Komplementärmedizin

www.agbkt.de
Arbeitsgruppe Biologische Krebstherapie am Klinikum Nürnberg-Nord

www.biokrebs.de
Gesellschaft für Biologische Krebsabwehr, Deutschland 4

## *Wie finde ich einen anthroposophischen Arzt?*

Gesellschaft anthroposophischer Ärzte
Roggenstraße 82
70794 Filderstadt
Tel. 0711 / 77 99 711

Verein für Krebsforschung e.V. Stuttgart
Frau Beck
Trossinger Straße 55
70619 Stuttgart
Tel. 0172 / 620 2600
www.vfk-stuttgart.arcor.de

## *Thermoregulation*

Gesellschaft für Thermoregulation
Fa. Eidam
Bahnhofstraße 6
35435 Wettenberg
Tel. 06406 / 91 840

## *Mammacare*

Aktion für Brustkrebs e.V.
Dr. Dieter Arlt
Untere Kippstraße 21
69198 Schriesheim
Hier kann Material als CD oder DVD zum richtigen Abtasten der Brust bestellt werden.

## 4. Weiterführende Literatur


Aulbert, E. et al: *Lehrbuch der Palliativmedizin,* Schattauer 2007.

Berg, L.: *Brustkrebs,* Kunstmann, München [2]1996.

Beuth, J.: *Krebs ganzheitlich behandeln,* Trias 2002.

Bock, P.R., und Hanisch, J.: Mündliche Mitteilungen vom Juli 2004.

Bock, P.R. et al.: »Efficacy and safety of the standardized mistletoe extract (Iscador) in the postsurgical therapy of patients with primary breast carcinoma: a multicenter, controlled, retrolective cohort study according to good epidemiological practice (GEP) guidelines«, in: *Journal of Cancer Research and Clinical Oncology* 2002, 128 (1), S. 173.

– »Wirksamkeit und Sicherheit der komplementären Langzeitbehandlung mit einem standardisierten Extrakt aus Europäischer Mistel *(Viscum album L.)* zusätzlich zur konventionellen adjuvanten onkologischen Therapie bei primärem, nicht metastasiertem Mammakarzinom. Ergebnisse einer multizentrischen, komparativen, retrolektiven, epidemiologischen Kohortenstudie in Deutschland und der Schweiz«, in: *Arzneimittel-Forschung/Drug Research* 2004, 54 (8), S. 456–466.

– »Retrolective, comparative, epidemiological cohort study with parallel groups design for evaluation of efficacy and safety of drugs with ›well established use‹ – experience with the long-term treatment using the European mistletoe extract (Viscum album L.) in addition to conventional oncologic therapy in primary, non-metastatic breast carcinoma«, in: *Forschende Komplementärmedizin* 2004, 11 (1), S. 23–29.

Bopp, A.: *Die Mistel – Heilpflanze in der Krebstherapie,* Rowohlt Taschenbuch Verlag, Reinbek bei Hamburg [3]2003.

Bopp, A. et al.: *Was kann ich für mich selbst tun? Patientenkompetenz in der modernen Medizin,* Rueffer und Rub Sachbuchverlag 2005.

Bucka-Lassen, E.: *Das schwere Gespräch,* Deutscher Ärzteverlag 2005.

Dorn, A. et al.: *Psychoonkologische Therapie bei Brustkrebs,* Deutscher Ärzteverlag 2006.

Fintelmann, V.: *Krebssprechstunde – Ein Ratgeber zum Umgang mit der Zeitkrankheit,* Verlag Urachhaus, Stuttgart 1994.

Glöckler, M., und Schürholz, J. (Hrsg.): *Krebsbehandlung in der anthroposophischen Medizin,* Verlag Freies Geistesleben, Stuttgart 1996.

Goyert, A. et al.: *Der krebskranke Mensch,* Verlag Freies Geistesleben, Stuttgart 1993.

Grossarth-Maticek, R.: *Autonomie-Training,* de Gruyter, Berlin 2000.

Grossarth-Maticek, R. et al.: »Verlängerung der Überlebenszeit von Krebspatienten unter Misteltherapie (Iscador) – Ergebnisse einer epi-

demiologischen Langzeitstudie«, in: *Schweizerische Zeitschrift für GanzheitsMedizin* 2001, 13(4), S. 217–225.
»Use of Iscador, an extract of European mistletoe (Viscum album), in cancer treatment: prospective nonrandomized and randomized matched-pairstudies nested within a cohort study«, in: *Alternative Therapies in Health and Medicine* 2001, 7 (3), S. 57–75.
»Addendum to Iscador article«, in: *Alternative Therapies in Health and Medicine* 2001, 7 (4), S. 26.
»Synergieeffekte von Selbstregulation und Misteltherapie (Iscador) auf die Überlebenszeit bei Krebspatienten – Ergebnisse einer epidemiologischen Langzeitstudie, Teil II«, in: *Schweizerische Zeitschrift für GanzheitsMedizin* 2004, 16(2), S. 81–89.
Grossarth-Maticek, R., und Ziegler, R.: »Randomized and non-randomized prospective controlled cohort studies in matched pair design for the long-term treatment of breast cancer patients with a mistletoe preparation (Iscador)« (in Vorbereitung zur Publikation).
Heiligtag, H.-R.: *Krebs besser verstehen. Ein Ratgeber aus der Sicht der anthroposophisch erweiterten Medizin,* aethera im Verlag Freies Geistesleben, Stuttgart 1999.
Hofstetter, A. et al.: *Prostatakarzinom. Fortschritte in Diagnostik und Therapie,* Urban & Vogel Verlag 2006.
Hüther, G.: *Die Macht der inneren Bilder,* Verlag Vandenhoeck & Ruprecht 2004.
Kaufmann, M. et al.: *Mammakarzinom,* Verlag Medizin und Wissen 2004.
– *Mammakarzinom. Basiswissen Praxis,* Urban & Vogel 2005.
Kienle, G.S., und Kiene, H.: »Klinische Studien zur Misteltherapie der Krebserkrankung – Eine Übersicht«, in: *Erfahrungsheilkunde* 2004, 53, S. 193–209.
Kovacs, E.: »Serum levels of IL-12 and the production of IFN-gamma, IL-2 and IL-4 by peripheral blood mononuclear cells (PBMC) in cancer patients treated with Viscum Album extract«, in: *Biomedicine & Pharmacotherapy* 2000, 54, S. 305–310.
Kovacs, E., und Almendral, A.: »Reduced DNA repair synthesis in healthy woman having first degree relatives with breast cancer«, in: *European Journal of Cancer and Clinical Oncology* 1987, 22, S. 1051–1057.
Kovacs, E., und Langemann, H.: »Defective DNA repair in a large family having a high occurence of cancer«, in: *Oncology* 1988, 45, S. 444–447.
– »Differences in the kinetics of DNA repair in cancer patients and healthy controls«, in: *Oncology* 1991, 48, S. 312–316.

Kovacs, E. et al.: »Age-relatec variations in the DNA-repair synthesis after UV-C irradiation in unstimulated lymphocytes of healthy blod donors«, in: *Mutation Research* 1984, 131, S. 231–237.
– »Impaired DNA-repair synthesis in lymphocytes of breast cancer patients«, in: *European Journal of Cancer and Clinical Oncology* 1986, 22, S. 863–869.
– »Repair of UV-induced DNA damage in aplastic anaemia: Changes after treatment with antilymphocyte globuline (ALG)«, in: *European Journal of Haematology* 1988, 40, S. 430–436.
– »Improvement of DNA repair in lymphocytes of breast cancer patients treated with Viscum album extracts (Iscador)«, in: *European Journal of Cancer* 1991, 27 (12), S. 1672–1676.
– »Do chemo- and radiotherpy affect the DNA repair ability of lymphocytes«, in: *Archives of Gynecology and Obstetrics* 1992, 251, S. 121–126.
– »Die Wirkung von Viscum album (Iscador®) auf die DNA-Reparatur in peripheren Lymphozyten nach Gammastrahlen- und Cyclophosphamid-Exposition …«, in: Scheer, R. et al. (Hrsg.): *Grundlagen der Misteltherapie,* Hippokrates Verlag, Stuttgart 1996, S. 197–205.
– »Effect of Iscador treatment on DNA repair in cancer patients. Correlation with immunological parameters«, in: *Annals of Hematology* 1996, 73 (II), S. 148.
Mendoza, E. et al.: *Palliativmedizin,* Arrien Verlag 2008.
Overstolz, A.: *ISCADOR – Mistelpräparate aus der anthroposophisch erweiterten Krebsbehandlung,* Verlag für Ganzheitsmedizin ²2005.
Petersen, P.: *Majestät des Todes – Bewegung des Lebens,* Verlag J. M. Mayer 1998.
Pfeiffer, B. et al.: *Onkologie integrativer, konventioneller und komplementäre Therapie,* Urban & Vogel, 2006.
Pott, G.: *Ethik am Lebensende,* Schattauer 2007.
Regierer, A.C. et al.: *Mammakarzinom,* Deutscher Ärzteverlag 2005.
*Richtlinien für die individuelle Behandlung mit ISCADOR® in der Krebstherapie,* Weleda, Schwäbisch Gmünd, Bestellung kostenlos unter 07171 / 919555.
Sahm, S. et al.: *Gastoenterologische Onkologie,* Schattauer 2003.
Schuhmacher, K.: *Therapie maligner Tumoren,* Schattauer 2000.
Sigusch, V.: *Praktische Sexualmedizin,* Deutscher Ärzteverlag 2005.
Treichler, M.: *Das Therapieangebot in der anthroposophischen Medizin,* Verlag Mayer 1998.
– *Das Therapieangebot der Anthroposophischen Medizin,* Verlag Mayer 1998.
Unger, C.: *Metastasierendes Mammakarzinom,* Thieme Verlag 2004.

Wagner, R.: *Praktische Prüfungsmethoden zur Beurteilung der Misteltherapie*, Urachhaus 1994.
– *Krebs. 160 Fragen und Antworten zur Therapie mit ISCADOR®*, Urachhaus 1996.
– *Brustkrebs und ISCADOR®. Beiträge zur Krebstherapie IV*, Urachhaus 1999.
– *Iscador M/Qu spezial – Erfahrungen und Ergebnisse. Beiträge zur Krebstherapie*, Band V, Urachhaus 2001.
– *Prostatakrebs und ISCADOR®. Ein Klinikbegleiter und Leitfaden für Diagnostik, Operation, Nachsorge und Folgetherapie*, Verlag Mayer 2002.
– *Krebs – den Lebensfaden wiederfinden. Psychoonkologie für Arzt und Patient*, Verlag Mayer 2003.
– *Darmkrebs und ISCADOR®: Darmkrebs vermeiden, erkennen, behandeln und begleiten*, Verlag Mayer 2005.
– *Mammakarzinom und ISCADOR®. Leitfaden für eine qualifizierte Misteltherapie*, Verlag Mayer 2007.
– *Fragen und Antworten zur Misteltherapie*, Verlag Mayer 2007.
Wolff, M.: *Das hormonrefraktäre Prostatakarzinom*, Uni-Med Verlag Bremen 2005.
Zänker, K.S.: *Psychoneuroimmunologie*, Spektrum der Wissenschaft Verlag, Heidelberg 1991.
– *Das Immunsystem des Menschen – Bindeglied zwischen Körper und Seele*, C.H. Beck 1996.

Richard Wagner

# Darmkrebs und ISCADOR®

Darmkrebs vermeiden, erkennen,
behandeln und begleiten

ISCADOR® und mehr

128 Seiten, Broschur

**Ratgeber und Begleiter für Patienten**

Das kolorektale Karzinom rangiert nach dem Bronchial- und dem Mammakarzinom an dritter Stelle der weltweiten Krebsstatistik. Im Jahre 2000 erkrankten fast eine Million Menschen neu; eine halbe Million verstarb daran.
Das vorliegende Buch will Wege zur Vermeidung und zur Vorsorge aufzeigen. Neben den operativen Techniken werden die gängigen Chemotherapie-Strategien aufgezeigt. Besonderer Wert wird auf die Möglichkeit einer Iscador-Therapie als Vorsorgemaßnahme beim familiären Darmkrebs gelegt wie auch als adjuvante Behandlung zur Chemotherapie und als naturwissenschaftlich begründete und kontrollierbare Begleittherapie. Klinische Beispiele der Verbesserung der krebsspezifischen Immunabwehr, der Reduktion von Nebenwirkungen der Chemotherapie, der Metastasenrückbildung und der Verbesserung des Tumor-Fatigue-Syndroms runden diesen ärztlichen Ratgeber und Patientenbegleiter ab.

MAYER

Richard Wagner

**Mammakarzinom und ISCADOR®**

Leitfaden für eine qualifizierte Misteltherapie

ISCADOR® und mehr

280 Seiten, Broschur

Die Brustkrebserkrankung von der Epidemiologie über schulmedizinische Therapieverfahren bis zur praktischen Anwendung der Misteltherapie wird umfassend behandelt. Kapitel über erste Hilfemaßnahmen bei der Diagnose sowie erste Hilfemaßnahmen bei der Rezidivdiagnose, um Wege aufzuzeigen, mit der Krankheit umzugehen, nehmen eine zentrale Stellung ein. Auch die neuesten Antikörpertherapien werden in ihrem Einsatz und in ihrer Kombination mit der Misteltherapie bewertet. Schließlich wird auch auf psychoonkologische Verfahren und auf die künstlerischen Therapien im Sinne der anthroposophisch erweiterten Medizin eingegangen.

Aus dem Inhalt: 30 Erste Hilfen bei der Erstdiagnose Mammakarzinom • Zwölf Erste Hilfen bei Rezidiv oder Metastasen • Vorsorgeuntersuchungen • Biopsie zur Diagnosesicherung • Operation • Chemotherapie • Strahlentherapie • Hormontherapie • Antikörpertherapie • Bisphosphonate • Das Mammakarzinom aus Sicht der Anthroposophischen Medizin • Praktische Misteltherapie • Blutuntersuchungen • Wie lange muss therapiert werden? • Misteltherapie bei Rezidiv oder Metastasierung • Ausgewählte Fallberichte aus der Praxis • Ernährungsumstellung • Künstlerische Therapien • Nachsorge-Kuren • Zusatzmedikamente.

MAYER

Richard Wagner

**Prostatakrebs und ISCADOR®**

Ein Klinikbegleiter und Leitfaden für Diagnostik, Operation, Nachsorge und Folgetherapie

ISCADOR® und mehr

188 Seiten, Broschur

Die häufigste Krebserkrankung beim Mann ist das Prostatakarzinom. Der Autor schildert nicht nur Symptome, Untersuchungsverfahren und Möglichkeiten der Therapie, sondern fügt auch einen »Klinikbegleiter« bei, der dem Patienten Aufschluss darüber gibt, was ihn in der Klinik erwartet, wenn Prostatakrebs festgestellt worden ist.

Aus dem Inhalt: Zur Pathologie des Prostatakarzinoms • Die Metastasierung des Prostatakarzinoms • Diagnostische Verfahren • Zur Therapie des Prostatakarzinoms • Schmerztherapie • Die Therapie mit ISCADOR® • Klinische Erfolge mit ISCADOR® • Kombination mit a) Hormontherapie, b) Bestrahlung, c) Chemotherapie, d) komplementären Medikamenten • Künstlerische Therapien und Prostatakarzinom.

KLINIKBEGLEITER: »Das kommt auf Sie zu!« • Präoperative Diagnostik • OP-Vorbereitung • Der OP-Tag und die Intensivstation • Postoperative Tage • Kontinenztraining • Katheterentfernung • Die Entlassung • Erlernen einer »neuen Sexualität« • Nachsorge.

Richard Wagner

**Onkologie – rationales Praxismanagement**

Misteltherapie in der Kassenpraxis

ISCADOR® und mehr

200 Seiten, Broschur

**Ratgeber und Begleiter für Patienten**

Die strenge Budgetierung und vielfältigen Vorschriften, die von kassenärztlichen Vereinigungen, Berufsverbänden und Krankenkassen gemacht werden, stellen eine starke Belastung für die Ärzteschaft dar. Auf der anderen Seite stehen die Nöte der Krebspatienten, die einen Partner im Arzt suchen und wünschen, dass er sich Zeit für sie nimmt.
Am praktischen Umgang mit Mamma-, Prostata- und Coloncarcinompatienten stellt der Autor dar, wie eine onkologische Sprechstunde rational so gestaltet werden kann, dass innerhalb kurzer Zeit eine Befund-, Risiko- und Laboranalyse sowie eine Umfeldanalyse und eine Therapiebewertung möglich ist, wobei die Stellung des Patienten gebührend berücksichtigt wird und seine Motivation unterstützt werden kann.

*»So können auch in einer Kassenpraxis rationale Budgets für die Labor- und sonstigen ärztlichen Leistungen, vor allem aber auch für den Einsatz der Mistelpräparate geschaffen werden.«*

MAYER